MANUEL

DE

DIAGNOSTIC CHIMIQUE

AU LIT DU MALADE

PAR

Le Dr H. TAPPEINER

PROFESSEUR A L'UNIVERSITÉ DE MUNICH

TRADUCTION FAITE SUR LA DEUXIÈME ÉDITION ALLEMANDE

Par M. NICOLLE

INTERNE DES HOPITAUX

Et mise au courant des dernières connaissances par l'auteur.

Avec une Préface

PAR LE Dr ALBERT ROBIN

MEMBRE DE L'ACADÉMIE DE MÉDECINE

Avec 8 figures dans le texte.

PARIS

DOIN OSNIER ET BABÉ, LIBRAIRES-ÉDITEURS

PLACE DE L'ÉCOLE-DE-MÉDECINE

1888

MANUEL

DE

DIAGNOSTIC CHIMIQUE

AU LIT DU MALADE

918-88. Corbeil. — Imprimerie Crété.

MANUEL

DE

DIAGNOSTIC CHIMIQUE

AU LIT DU MALADE

PAR

Le Dr H. TAPPEINER

PROFESSEUR A L'UNIVERSITÉ DE MUNICH

TRADUCTION FAITE SUR LA DEUXIÈME ÉDITION ALLEMANDE

Par M. NICOLLE

INTERNE DES HOPITAUX

Et mise au courant des dernières connaissances par l'auteur

Avec une Préface

PAR LE Dr ALBERT ROBIN

MEMBRE DE L'ACADÉMIE DE MÉDECINE

Avec 8 figures dans le texte

PARIS

LECROSNIER ET BABÉ, LIBRAIRES-ÉDITEURS

PLACE DE L'ÉCOLE-DE-MÉDECINE

1888

PRÉFACE

Il n'est plus douteux pour personne que la connaissance des troubles de la nutrition élémentaire constitue un puissant moyen de diagnostic et assure souvent des bases solides à la thérapeutique. Nous sommes déjà loin du temps où toute maladie devait avoir sa lésion anatomique visible à l'œil nu ou au microscope, et l'on ne fait plus de toutes les manifestations symptomatiques que présente tel malade l'expression obligée d'une lésion matérielle. On sait, en effet, que cette lésion n'est, dans bien des cas, qu'un résidu ou qu'une conséquence, et qu'elle est fréquemment précédée et toujours accompagnée de modifications fonctionnelles auxquelles répond aussi toute une symptomatologie.

Ces modifications fonctionnelles sont ordinairement caractérisées par des troubles de la nutrition, et le seul procédé dont nous disposions pour saisir sur le vif les variations dans les échanges organiques, c'est d'étudier les altérations que certains liquides, tels que l'urine, le sang, le suc gastrique, etc., peuvent subir dans leur composition chimique.

L'urine, en particulier, se prête très bien à ce genre de recherches; et dans un certain nombre de cas, elle suffit, à elle seule, pour fournir les plus utiles indications, car, étant donnée une urine dont on connait bien les caractères chimiques et physiques, on peut pressentir l'état de la nutrition chez l'individu qui a émis cette urine, comme on peut, à l'inspection des cendres d'un foyer, juger de la nature du combustible et de l'intensité de la combustion.

Si intéressantes et si fécondes que soient ces études qui empruntent à la chimie sa technique et ses procédés, elles ne sont pas encore entrées dans la pratique de tous les médecins, et elles demeurent l'apanage d'un petit nombre. Et souvent même, pour les constatations les plus simples, le médecin préfère avoir recours aux lumières du pharmacien.

Ceci tient à plusieurs raisons.

En premier lieu, les étudiants et les jeunes médecins qui n'ont point fréquenté les laboratoires spéciaux ne sont pas familiarisés avec la technique qu'il convient d'employer pour déceler telle ou telle substance dans l'urine ou pour effectuer son dosage.

En second lieu, quand on cherche dans les divers traités d'urologie ou de chimie biologique quel est le procédé analytique le plus sûr et le plus rapide — car il faut compter avec la rapidité quand il s'agit de recherches cliniques — on se trouve en présence d'exposés fort savants de tous les procédés en usage, et si le praticien n'a que l'embarras du choix, il lui est fort difficile, en l'absence de connaissances spéciales, de savoir lequel de ces procédés répond le mieux au but qu'il se propose, d'autant que l'exécution de la plupart d'entre eux réclame un appareil instrumental plus ou moins compliqué.

En effet, tous ces traités sont écrits pour l'usage du laboratoire, et ce qui manquait jusqu'ici, c'est un livre de poche écrit pour le praticien, un recueil sans prétention, aux visées purement cliniques et qui renseignât immédiatement sur le procédé chimique de diagnostic le plus simple à exécuter au lit même du malade, c'est-à-dire sans laboratoire.

Aussi je crois que M. Nicolle a rendu un véritable service en traduisant le petit opuscule de Tappeiner qui remplit précisément les conditions dont je viens de parler, puisqu'il ne vise que les réactions fort simples que tout médecin peut effectuer cliniquement, avec quelques tubes d'essai, verres de montre, entonnoirs de verre, agitateurs, etc., et une vingtaine de réactifs.

Ce petit manuel se divise en douze chapitres. Les dix premiers se rapportent à l'examen de l'urine, des sédiments et des concrétions urinaires. Le onzième est consacré au tube digestif et particulièrement à l'analyse du contenu de l'estomac évacué par la pompe ou par les vomissements, à la recherche de ses divers acides, de son pouvoir digestif, de la présence de l'urée, du carbonate d'ammoniaque et du sang.

L'étude des transsudats et des exsudats, du contenu des kystes ovariques, des hydronéphroses, des

kystes hydatiques forme l'objet du douzième cha-
pitre.

On pourrait adresser à ce petit traité de diagnostic chimique le reproche de n'être pas complet, de
laisser de côté, par exemple, tout ce qui concerne
les dosages et de ne s'occuper que de recherches
qualitatives. Mais un dosage est toujours une opération délicate et plus ou moins longue qu'il est
presque impossible de faire au lit du malade, et si le
manuel de *Diagnostic chimique au lit du malade* avait
abordé toute cette face de la chimie pathologique, il
aurait perdu le caractère essentiellement clinique
que son auteur a tenu à lui donner et son traducteur à lui conserver.

26 juin 1888.

ALBERT ROBIN.

TABLE DES MATIÈRES

XI. — Tube digestif.

XII. — Liquides pathologiques.

FIN DE LA TABLE DES MATIÈRES.

LISTE DES RÉACTIFS ET INSTRUMENTS MENTIONNÉS
DANS CE MANUEL.

A. Réactifs indispensables.

Lorsque ceux-ci ne portent aucune mention spéciale, on s'en servira à l'état de concentration maximum qu'on trouvera noté ici. Pour les réactifs usités dans la pharmacopée germanique (Ph. G.) la concentration est mentionnée.

S'il est indiqué d'employer le réactif en solution plus diluée, on le traitera par environ dix fois son volume d'eau.

1. *Acide acétique concentré* (*Ac. aceticum Ph. G.*), 96 p. 100 ; *p. spécif.*, 1,064.

2. *Acide chlorhydrique concentré* (*Ac. hydrochloricum Ph. G.*), 25 p. 100 ; *p. spécif.*, 1,124.

3. *Acide azotique concentré* (*Ac. nitricum Ph. G.*), 30 p. 100 ; *p. spécif.*, 1,185.

Pour servir à tous les usages, il doit être devenu un peu jaune, par exposition à la lumière.

4. *Lessive de soude* (*Liquor natri caust. Ph. G.*), 15 p. 100 NaOH ; *p. spécif.*, 1,159-1,163.

5. *Solution saturée de sel marin*, 26 p. 100 ; *p. spécif.*, 1,201.

6. *Chlorure de calcium* (*Calcaria chlorata Ph. G.*), *solution demi-saturée.*

Préparée en étendant une solution concentrée avec un égal volume d'eau ; doit être renouvelée de temps en temps.

7. *Perchlorure de fer* (*Liquor ferri sesquichlorati Ph. G.*), *sol.* à 30 p. 100 ; *p. sp.*, 1,280.

Réaction toujours un peu acide. Ne doit pas cependant

contenir d'acide libre. On s'assurera de ce fait en le traitant par une goutte d'ammoniaque; il doit se former un précipité d'hydroxyde de fer insoluble malgré l'agitation.

8. *Ferrocyanure de potassium (Prussiate jaune), sol. à* 10 p. 100.

9. *Sulfate de cuivre (Vitriol cuprique), sol. à* 10 p. 100.

10. *Réactifs de Nylander. Préparation, § 19, 3.*

Le conserver dans un flacon noir ou à l'obscurité.

11. *Alcool (Spiritus Ph. G.),* 90-91; *vol.* p. 100; *p. sp.,* 0,830-0,834.

12. *Chloroforme.*

B. Réactifs usités seulement dans quelques réactions spéciales.

1. *Acide acétique (Ac. acet. glaciale).*

2. *Acide sulfurique concentré (Ac. sulfuricum Ph. G.),* 94-97 p. 100; *p. sp.,* 1,836-1,840.

3. *Ammoniaque (Liquor ammonii caust. Ph. G.),* 10 p. 100 HN^3; *p. sp.,* 0,960.

4. *Magnesia usta.*

5. *Chlorure de calcium en nature.*

Dans un flacon bien bouché.

6. *Solution iodo-iodurée (sol. de Lugol).*

7. *Réactif de Millon.*

On dissout du mercure dans un poids égal d'acide nitrique fort à une douce chaleur; on l'étend d'un volume double d'eau et décante quelques heures après la formation d'un précipité cristallin.

8. *Iodo-hydrargyrate de potassium.*

On dissout de l'iodure mercurique dans une solution chaude d'iodure de potassium jusqu'à saturation. Puis on étend avec certain nombre de volumes d'eau.

9. *Acétate de plomb (Liquor plumbi subacetici Ph. G.),* p. spéc., 1,240.

10. *Azotate d'argent (Argentum nitricum Ph. G.), sol. à* 5 p. 100.

Conserver la solution dans l'obscurité ou dans un flacon noir.

11. *Réactif d'Esbach. Préparation*, § 9.
12. *Violet de méthyle en nature* (1).
13. *Empois d'amidon.*
14. *Teinture de gayac.*
La renouveler de temps en temps.
15. *Essence de térébenthine (Ol. terebenthinæ Ph. G.).*
16. *Éther.*

C. **Ustensiles nécessaires.**

1. *Une douzaine de tubes à essai de 16 à 18 centimètres de long et de* 1^{cm},52 *de large.*

On les remplira d'urine au quart ou au tiers dans les expériences (c'est-à dire qu'on opérera sur 5 à 7 centimètres).

2. *Petits entonnoirs, verres de montre, petites capsules de porcelaine (6,5 à 7,5 centimètres de large), lame de platine, agitateurs, etc...*

(1) Papier de Congo. — Tropéoline, 00, § 34.   (*Note du traducteur.*)

MANUEL

DE DIAGNOSTIC CHIMIQUE

AU LIT DU MALADE

I

PROPRIÉTÉS GÉNÉRALES DE L'URINE.

§ 1. — Modifications de l'urine après l'émission.

L'urine normale, aussitôt émise, est claire ; après quelques instants, se forment çà et là des *flocons de mucus* constitués en général par une réunion de corpuscules de mucus et d'épithélium des voies urinaires (nubecula). Après un plus long repos (plus de 24 heures) elle abandonne, si toutefois il ne s'est introduit aucun ferment alcalin de l'urine, un *sédiment* peu abondant d'*acide urique, de sels uratiques et d'oxalate de calcium.*

Tôt ou tard, rarement avant vingt-quatre heures, le *ferment alcalin de l'urine* fait son apparition : très rapidement dans les urines faiblement acides, médiocrement acides ou contenant de l'albumine, du sang ou du mucus, comme dans celles recueillies dans des éprouvettes ayant déjà servi et malpropres. L'urine se trouble et devient alcaline par suite du développement de schyzomycètes (1) qui convertissent les matériaux de l'urine en carbonate d'ammonium; comme conséquence on voit se former des sédiments de phosphates terreux, de phosphate ammoniaco-magnésien et, plus tard aussi, d'urate d'ammonium. L'odeur alors devient infecte (évaporation du carbonate d'ammonium).

§ 2. — Réaction de l'urine.

1. *Acide.* — Elle rougit le papier de tournesol bleu ou violet. C'est la réaction de l'urine humaine normale. Les causes n'en résident pas dans des acides libres, mais dans des sels acides, principalement le phosphate monosodique NaH^2PO^4 (phosphate acide de sodium).

2. *Neutre ou amphotérique.* — Rougit le papier bleu de tournesol, bleuit le rouge.

La cause de cette réaction est surtout la présence simultanée de phosphate monosodique NaH^2PO^4 et de phosphate bisodique Na^2HPO^4, le premier acide, le second alcalin.

3. *Alcaline.* — Bleuit le papier de tournesol rouge ou violet, brunit le papier jaune de curcuma :

a) *Par le soi-disant alcali fixe,* c'est-à-dire par

(1) Deux formes principalement : Micrococcus ureæ et Bacterium ureæ.

les phosphates et carbonates alcalins non volatils à réaction alcaline : par exemple, le phosphate bisodique Na^2HPO^4, le phosphate trisodique Na^3PO^4, plus rarement le carbonate de sodium Na^2CO^3.

Une telle urine, récemment émise, est claire ou trouble ; après un court repos elle se trouble toujours par précipitation de phosphates terreux $Ca^3(PO^4)^2$ et $Mg^3(PO^4)^2$ auxquels quelques cristaux de phosphate ammoniaco-magnésien peuvent se mêler.

La réaction du papier réactif ne disparaît pas quand celui-ci sèche à l'air.

b) *Par le carbonate d'ammonium.* — Une telle urine existe déjà dans les vessies à fermentation alcaline, et offre la même composition que dans la fermentation urinaire produite en dehors de l'organisme. Le trouble est dû à des bactéries et à un précipité de phosphates alcalins auxquels se mêlent constamment d'abondants cristaux de phosphate ammoniaco-magnésien.

La réaction alcaline du papier réactif disparaît par dessiccation (évaporation du carbonate d'ammonium).

L'urine, au début de la fermentation alcaline, peut aussi montrer la réaction amphotérique.

Causes des variations de réaction de l'urine dans les conditions normales et pathologiques.

a) *L'acidité augmente par :*

1. La concentration plus grande de l'urine (augmentation proportionnelle de l'élimination de l'eau par les autres voies) ;

2. L'augmentation de la combustion des albuminoïdes (diète de viande, consomption fébrile).

b) *L'acidité diminue ou cesse par :*

1. L'augmentation de l'élimination d'eau ;

2. La diminution de l'échange organique (anémie, conditions d'adynamie) ;

3. L'usage de carbonates alcalins ou de sels alcalins à acides végétaux qui sont brûlés dans l'organisme et réduits en acide carbonique (aliments végétaux, vins acides, médicaments, eaux minérales) ;

4. La diminution d'acidité du sang par la préparation du suc gastrique : cette préparation qui se produit normalement avant chaque repas devenant continuelle chez les malades à vomissements habituels ;

5. La résorption rapide d'exsudats ou de transsudats alcalins ;

6. La sécrétion de liquides alcalins dans les voies urinaires (catarrhe vésical, blennorrhagie, ouverture de foyers purulents et ainsi de suite) ;

7. La fermentation alcaline de l'urine.

§ 3. — COULEUR DE L'URINE.

On distingue :

1. Des colorations par les *matières colorantes ordinaires de l'urine :*

Urines pâles, incolores jusqu'au jaune paille ;

Urines normales, jaune d'or jusqu'au jaune ambré ;

Urines foncées, jaune rouge jusqu'au rouge.

Les matières colorantes de l'urine, principalement l'urobiline (ou ce qui revient au même son chromogène) augmentent : d'une façon relative par la concentration de l'urine, d'une façon absolue par l'augmentation de l'échange organique, par la fièvre et les hémorrhagies dans les tissus, en un mot quand l'hémoglobine est changée en urobiline.

Les matières colorantes de l'urine diminuent quand l'urine est plus diluée et dans l'anémie.

La présence d'une urine pâle, non augmentée dans sa quantité, exclut l'idée d'un processus aigu quel qu'il soit.

2. Des colorations par *matières colorantes non ordinaires :*

a) Celles-ci ont pris naissance dans l'organisme et se trouvent dans l'urine par suite de processus pathologiques :

1. *Matière colorante du sang*, rouge clair jusqu'au brun noir;

2. *Matière colorante biliaire*, vert jaune jusqu'au brun de bière;

3. *Mélanine* (rare), brun jusqu'au noir.

b) Elles ont pu apparaître dans l'urine par l'usage de médicaments ou par la nourriture :

1. A la suite de l'emploi d'*acide phénique, de goudron, de feuilles d'uva ursi*, on voit passer dans l'urine des composés sulfoconjugués des phénols aromatiques (pyrocatéchine, hydroquinone) qui, incolores par eux-mêmes, se décomposent très facilement et s'oxydent, quand la réaction devient alcaline, en formant des produits vert noirâtre (urine carbolique).

2. Après l'emploi de *rhubarbe et de séné*, il passe dans l'urine de l'acide chrysophanique. Acide, l'urine n'offre pas de couleur anormale; alcaline, elle est brunâtre ou rouge sang. La coloration disparaît à nouveau par l'addition d'acides (différence avec la matière colorante du sang).

3. Lors de l'ingestion de *santonine*, l'urine prend une couleur jaune safran allant jusqu'au vert (comme l'urine ictérique). Par l'addition de lessive de soude elle vire au *rouge*, comme pour la rhubarbe ou le séné (différence avec la matière colorante biliaire).

§ 4. — POIDS SPÉCIFIQUE.

Le poids spécifique de l'urine normale (moyenne des 24 heures) est de 1,017 à 1,020, celui de l'eau étant de 1,000. La détermination de ce poids, dans une quantité donnée d'urine, fournit une mesure relative de la concentration de ce liquide. Possédant la quantité d'urine émise en vingt-quatre heures, on peut, à l'aide du poids spécifique du mélange, calculer approximativement la quantité des parties constituantes solides, éliminées dans le même temps. On multiplie pour cela les deux dernières décimales du nombre que donne le poids spécifique par 2 (coefficient de Trapp), ou par 2,33 (coefficient de Häser). Le nombre obtenu représente le poids en grammes des matériaux fixes contenus dans 1000 centimètres cubes d'urine ; il est facile d'en déduire le nombre correspondant à la quantité des vingt-quatre heures.

Détermination du poids spécifique. — Elle se fait à l'aide de l'aréomètre (uréomètre) de la manière suivante : on remplit une éprouvette appropriée d'urine (filtrée s'il est besoin) (1) jusqu'aux trois quarts,

(1) Une urine contenant des particules solides en suspension indique un poids spécifique trop élevé.

en tenant le cylindre obliquement pour éviter la
formation de mousse. Si malgré cela il se produit
des bulles, on s'en débarrasse avec un morceau de
papier à filtrer. Puis on enfonce *lentement* l'uréomètre propre et sec (1), de telle sorte qu'il arrive
à nager complètement libre dans le liquide. La lecture se fait en portant l'œil au niveau de la partie
inférieure de la surface libre du liquide (2), et en
lisant la division à laquelle correspond celle-ci. Un
uréomètre sensible doit permettre de reconnaître
par la lecture un demi-degré sans trop de difficulté
(et, partant, une différence de densité de 0,0005), et
posséder une graduation étendue de 1,000, densité
de l'eau distillée, jusqu'à 1,040, densité maxima de
l'urine humaine. On peut d'ailleurs sans inconvé-
nient répartir cette échelle entre deux uréomètres.
Les uréomètres ne donnent des résultats entièrement précis que relativement à la température pour
laquelle on les a construits (généralement 15° centigrades). L'urine devrait donc strictement posséder
cette température pour l'appréciation du poids spécifique. Mais pratiquement, il suffit que l'urine se
rapproche de cette température, par exemple,
qu'elle ait celle de l'appartement. Une urine plus
chaude offre un poids spécifique trop bas, une urine
plus froide un poids spécifique trop élevé ; chaque
différence de température de 3° centigrades correspond à peu près à un degré de l'uréomètre.

(1) Un instrument mouillé ou sale dans sa portion renflée
indique un poids spécifique trop élevé.

(2) Ce point est atteint quand on ne voit plus nettement
le bord postérieur de la surface libre du liquide.

§ 5. — Quantité de l'urine.

La quantité d'urine normalement émise en vingt-quatre heures est de 1,400 à 2,000 centimètres cubes ; on admet comme moyenne 1,500 centimètres cubes. Cette quantité peut, dans les conditions morbides, descendre à zéro (anurie) ou monter au voisinage de 10,000 centimètres cubes (polyurie).

En général la quantité d'urine est inversement proportionnelle au poids spécifique, à l'intensité de la coloration et au degré d'acidité. Des urines foncées, fortement acides, ont un poids spécifique élevé et la quantité est diminuée ; des urines pâles, faiblement acides, ont un poids spécifique peu élevé et la quantité est augmentée. Une urine pâle avec un poids spécifique élevé et une quantité augmentée indique le diabète sucré.

II

ALBUMINE.

---

§ 6. — CLASSIFICATION DES MATIÈRES ALBUMINOÏDES
LES PLUS IMPORTANTES.

I. — Matières albuminoïdes fondamentales
(*originelles*).

A celles-ci appartiennent les matières albuminoïdes qui se trouvent dans l'organisme à l'état
de dissolution dans les solutions salines faibles et
qui se coagulent par la cuisson.

1. Globuline.	*2. Albumine.*
Précipitable de sa solution par $MgSO^4$ en substance ; non soluble dans l'eau :	Non précipitable par $MgSO^4$; soluble dans l'eau :
Sérum globuline (Paraglobuline).	Sérum albumine.
Fibrinogène.	Albumine de l'œuf.
Myosine.	Albumine du muscle.
Vitelline.	

1.

II. — **Acidalbumine et albuminate alcalin.**
(*Protéine*).

Dérivent des matières albuminoïdes fondamentales par un traitement acide ou alcalin. Insolubles dans l'eau et les solutions salines; de réaction neutre.

Solubles dans les acides et les alcalis étendus. Dans ces solutions non coagulables par la cuisson; se précipitant par la neutralisation; précipitables des solutions acides par la solution de chlorure de sodium concentrée.

III. — **Substances albuminoïdes coagulées.**

Solubles dans les solutions acides ou alcalines concentrées; insolubles dans les mêmes solutions faibles et dans les solutions salines.

§ 7. — Réactions générales de l'albumine.

Dans toute solution albumineuse on voit se produire :

1. *Par les acides minéraux concentrés en quantités suffisantes :* des précipités solubles dans un excès de réactif.

De tous ces acides c'est l'*acide azotique* qui précipite le plus vite et redissout le plus lentement l'albumine. Le précipité se colore en jaune lentement à froid, rapidement à chaud (réaction de la xanthoprotéine); il est encore sensible au 20000^r, c'est-à-dire dans une solution contenant 1 partie d'albumine pour 20,000 parties d'eau.

2. *Par les solutions des sels de métaux lourds :* des précipités d'albuminates métalliques qui se redissolvent également en grande partie dans un excès de réactif.

3. *Par quelques gouttes d'acides acétique ou chlorhydrique + 1 à 3 gouttes de ferrocyanure de potassium :* un précipité floconneux facilement reconnaissable dans une solution au 50000ᵉ.

4. *Par l'acide acétique ou chlorhydrique + la solution d'iodohydrargyrate de potassium :* un précipité blanc encore reconnaissable en tant que trouble dans une solution au 100000ᵉ.

5. *Par l'acide chlorhydrique ou acétique jusqu'à réaction fortement acide, puis un sixième du volume de solution saturée de sel de cuisine et par cuisson du mélange :* un précipité de flocons blancs encore visibles en solution au 20000ᵉ.

6. *Par trois volumes d'alcool :* un précipité de flocons blancs.

7. *Par la réaction de Millon* (solution de nitrate de mercure avec acide azotique en excès) : un précipité blanc se colorant en beau rouge par la chaleur; limite de la réaction, solution au 20000ᵉ.

La tyrosine, les oxacides aromatiques et les phénols donnent la même réaction.

8. *Par la lessive de soude + une goutte de solution très diluée de sulfate de cuivre :* un précipité bleu qui se dissout par l'agitation avec une couleur rouge rosée ; si l'on ajoute une plus grande quan-

tité de sulfate de cuivre, la liqueur devient violette
et en dernier lieu bleue (réaction du biuret) ; limite
de la réaction, solution au 2000°.

§ 8. — Recherche de l'albumine dans l'urine.

Même dans l'urine normale il n'est point très
rare de rencontrer des traces d'albumine, notamment après les efforts musculaires.

Cependant on peut dire qu'en règle générale l'apparition de quantités, même minimes, est pathologique.

L'albuminurie peut être causée par le mélange
à l'urine (sécrétée normale) de liquides qui contiennent de l'albumine, tels que le sang, le pus, le
chyle. Dans ces cas l'urine ne contient le plus souvent qu'une faible quantité d'albumine. Mais, par
contre et sans exception, un sédiment se composant
des éléments anatomiques caractéristiques de ces
divers liquides (corpuscules du sang, du pus, etc.).

Tout autres que ces albuminuries accidentelles se
montrent les rénales. Celles-ci reconnaissent pour
origine des modifications parenchymateuses ou des
troubles circulatoires des reins et aboutissent le
plus souvent à la formation d'un sédiment organisé
(cylindres urinaires, épithélium rénal, corpuscules
du sang, etc.) en plus ou moins grande abondance.

Une distinction des diverses formes de l'albuminurie par l'analyse chimique est chose impossible
parce que l'albumine est à ce point de vue toujours
la même : sérum albumine et sérum globuline.

On s'en remettra donc ici à l'examen microscopique du sédiment.

Le teneur de l'urine en albumine oscille habituellement entre 0,1 à 10 p. 100 (ou 1 à 15 grammes par jour) ; de plus grandes quantités (jusqu'à 30 grammes dans certains cas) sont des raretés. Chacune de ces proportions, même les plus minimes, a une valeur diagnostique. Au point de vue de l'influence sur la nutrition et la composition du sang, une quantité journalière inférieure à 2 grammes = 0,1 p. 100 est considérée comme minime ; une quantité journalière allant jusqu'à 8 grammes = 0,5 p. 100, comme notable ; une quantité journalière de 8 à 15 grammes = 0,5 — 1,0 p. 100, comme forte.

L'urine qui contient de l'albumine mousse est généralement troublée par des bactéries et montre un sédiment.

Versée dans un vase, puis filtrée, elle peut ne pas présenter encore une limpidité parfaite; mais agitée avec de la magnésie calcinée, il se forme un précipité de phosphate de magnésium qui entraîne avec lui les matières en suspension, et le trouble disparaît.

Au point de vue pratique on peut négliger toutes ces précautions. On verse l'urine dans deux éprouvettes de calibre identique, et l'on pratique dans l'une d'elles la recherche de l'albumine. Dans l'essai 2 tous les troubles dus aux sédiments non organisés (urates, oxalate de calcium, phosphates, carbonates) se dissipent par dissolution sans qu'il soit besoin de s'en occuper; dans l'essai 1 on se débarrasse des urates en étendant préalablement l'urine avec de l'eau ; dans les essais 3 et 4 (et les procédés plus simples basés sur les mêmes principes), les phosphates et les carbonates seront dissipés en chauffant légèrement le liquide, après avoir allongé d'eau pour les urates. Les troubles dus aux sédiments organisés persistent, contrairement aux précédents, quand l'albumine s'est précipitée avec quelque abondance, mais se reconnaissent facilement par comparaison avec l'urine contenue dans l'autre éprouvette.

On s'assurera toujours que l'urine à examiner ne contient pas d'impuretés pouvant fournir de l'albumine (sang menstruel, fèces, salive, sperme, etc.).

Pour la recherche on se sert des réactions générales de l'albumine § 7 ; les plus utiles sont les suivantes :

1. *Essai par l'acide nitrique à froid (épreuve de l'anneau, d'après Heller).*

On verse quelques centimètres cubes d'acide azotique concentré dans un verre à expériences, en tenant celui-ci le plus incliné possible, et l'on fait couler lentement un volume à peu près égal d'urine sur l'acide azotique, de telle sorte que les deux liquides ne se mêlent point : s'il se forme, à la limite des deux, immédiatement ou après quelques minutes, un trouble nettement limité, annulaire, c'est qu'il y a de l'albumine.

Cet essai repose sur la réaction générale de l'albumine § 7, 1 ; elle est rendue plus sensible par la superposition des liquides.

Erreurs possibles.

a. *Mise en liberté d'azotate d'urée* (gros cristaux). N'a lieu que si l'urine est très concentrée et seulement après quelque temps. Extrèmement facile à éviter par la dilution préalable de l'urine à essayer.

b. *Mise en liberté d'acide urique* (trouble annulaire un peu au-dessus de la limite de deux liquides). — Ne se produit que dans les urines concentrées. L'acide urique est déplacé de ses combinaisons salines par l'acide azotique, comme par tout autre acide, et se sépare en partie parce qu'il est difficilement soluble dans l'eau froide. En diluant l'urine avant l'essai, avec 1 à 2 volumes d'eau, on évitera tout à fait cette erreur.

c. *Mise en liberté d'acides aromatiques* (trouble annulaire). — Ils apparaissent comme sels dans l'urine après un usage marqué de baumes, copahu, styrax, térébenthine, et, insolubles dans l'eau, se trouvent précipités par l'acide nitrique. On les différenciera de l'albumine par les essais 2 ou 3.

d. *Anneaux colorés.* — Les matières colorantes de l'urine sont oxydées par l'acide nitrique. Par suite, il se forme dans chaque urine (principalement dans les plus foncées) à la limite de l'urine et de l'acide, un anneau brun-rouge, et un violet aussi si l'urine est riche en indican. En présence des matières colorantes de la bile, le réactif montre les anneaux colorés de Gmelin. Tous ces anneaux sont faciles à distinguer de l'albumine en ce qu'ils ne causent aucun trouble.

2. *Essai à chaud avec l'acide nitrique.*

On chauffe l'urine dans un tube à essai, et l'on ajoute, qu'il se forme ou non un précipité, de l'acide azotique concentré jusqu'à réaction fortement acide (environ 5 gouttes) : si le précipité ne se dissout pas ou s'il s'en produit un, on est en présence d'albumine.

Quand il n'y a que de très faibles quantités d'albumine, on obtient un simple trouble ; pour une teneur de 0,1 p. 100 environ, le précipité est floconneux et occupe à peu près toute la surface libre ; à la dose de 1 p. 100 l'albumine répond à la moitié de la colonne d'urine ; enfin pour des chiffres plus élevés (3 p. 100) toute la liqueur se prend en un coagulum épais.

Si l'on ajoute à l'urine une très faible proportion d'acide, l'albumine peut demeurer en solution ; si l'on en met trop, elle peut se redissoudre (nommément quand, après l'addition d'acide, on chauffe à nouveau l'urine ou quand on ajoute à nouveau de l'acide à la liqueur chauffée).

La coloration foncée qui se montre en règle générale tient à l'oxydation des matières colorantes de l'urine par l'acide nitrique.

Le développement de gaz (CO_2) par addition d'acide est dû à la décomposition des sels carboniques et s'observe fréquemment dans l'urine alcaline.

Motifs de l'addition d'acide.

a. *L'urine peut contenir de l'albumine sans se coaguler par la chaleur,* dans les cas où cette albumine s'est transformée en protéine soit par le repos, soit par la chaleur dans une urine fortement acide ou alcaline. La protéine demeure dissoute quand on chauffe, mais se précipite par l'acide azotique (comp. réactions générales des albuminoïdes § 7, 1).

b. *L'urine peut donner par la chaleur un précipité sans qu'il y ait d'albumine : ce sont alors des phosphates terreux solubles dans les acides.*

Dans l'urine de réaction très faiblement acide ou très faiblement alcaline se trouvent dissous à l'état de diphosphates les phosphates de calcium et de magnésium ; ceux-ci se décomposent par la chaleur en monophosphates solubles et en triphosphates insolubles, et ces derniers se séparent en un précipité floconneux ressemblant, à s'y méprendre, à de l'albumine.

Les équations sont les suivantes :

$$4CaHPO_4 = Ca(H_2PO_4)_2 + Ca_3(PO_4)_2.$$

Phosphate dicalcique (Phosphate neutre de calcium).	Phosphate monocalcique (Phosphate acide de calcium).	Phosphate tricalcique (Phosphate basique de calcium.

$$4MgHPO_4 = Mg(H_2PO_4)_2 + Mg_3(PO_4)_2.$$

Phosphate dimagnésique.	Phosphate monomagnésique.	Phosphate trimagnésique.

Ces précipités sont facilement solubles dans les acides. Après l'addition d'acide azotique, ils disparaissent et ne sauraient donc être confondus avec l'albumine.

Un précipité analogue se forme quand l'urine contient en solution des carbonates acides de calcium ou de magnésium $Ca(CO_3H)_2$, $Mg(CO_3H)_2$ (normaux chez les herbivores). Ceux-ci, lors de la cuisson, se transforment en carbonates neutres insolubles $CaCO_3$, $MgCO_3$ avec dégagement d'acide carbonique. Ces précipités sont également très solubles dans les acides.

Erreurs possibles.

La formation d'un précipité non constitué par
de l'albumine s'étend seulement (puisque l'urée et
l'acide urique se dissolvent facilement dans l'eau
chaude) au cas des *acides aromatiques*. Or ceux-ci se
dissolvent sans difficulté dans l'alcool. Si donc on
veut se débarrasser d'eux, on traitera la liqueur avec
2 volumes d'alcool; ils se dissoudront dedans, et
l'albumine restera intacte.

On ne réussira toutefois que si l'urine à essayer
est complètement refroidie et que si l'on n'ajoute
pas une quantité d'acide azotique supérieure à celle
qui a été prescrite; autrement, celui-ci oxyde l'alcool avec un violent dégagement de gaz.

*3. Essai à chaud avec addition préalable de sel de cuisine
et d'acide acétique.*

*On traite l'urine par l'acide acétique jusqu'à réac-
tion fortement acide (5 gouttes) et l'on ajoute au
moins un sixième du volume total de solution saturée
de sel de cuisine, puis on chauffe.*

*S'il se produit un précipité seulement quand on
chauffe, on a affaire à de l'albumine.*

*S'il se produit un précipité déjà pendant l'addition
d'acide acétique, il peut reconnaître pour cause :*

a. *L'acide urique* mis en liberté de ses combinaisons et se précipitant alors d'une urine concentrée,
Le précipité se redissout par la chaleur qui augmente sa solubilité, et d'ailleurs il est si lent à se

former par l'acide acétique (qui est un acide faible) qu'il se présente rarement à l'observateur.

b. *Les acides aromatiques* précipités de leurs sels par l'acide.

Le précipité ne disparaît pas ici par la chaleur et peut même augmenter, la force de décomposition de l'acide acétique s'élevant avec la température ; il se dissout toutefois et peut être distingué de l'albumine si l'on ajoute de l'alcool à la liqueur quelque peu refroidie.

c. *La mucine*. — Le précipité fait défaut si l'on ajoute d'abord à l'urine la solution de sel de cuisine ou si l'on remplace l'acide acétique par de l'acide chlorhydrique étendu.

L'essai 3 a l'avantage de ne pas produire de changements de coloration dans l'urine, de précipiter l'albumine en gros flocons et de permettre au filtratum de servir à des essais ultérieurs, par exemple celui du sucre. Il peut enfin être pratiqué au besoin sans attirail chimique avec du vinaigre (lequel contient jusqu'à 6 p. 100 d'acide), et du sel ordinaire dans une cuiller de fer ou autre.

Notons encore que l'on obtient très souvent *par une addition de sel de cuisine supérieure à celle indiquée* (1/6) *un précipité d'albumine à froid*, parce que dans la solution concentrée de sel marin, les matières albuminoïdes fondamentales se transforment rapidement sous l'influence de l'acide acétique en acidalbumine. Celle-ci est mise en liberté par l'acide acétique et le sel, d'après le § 6.

4. *Essai par l'acide acétique et le ferrocyanure de potassium.*

On acidifie très fortement l'urine par l'acide acétique (5 gouttes) et l'on ajoute 1 à 3 gouttes de ferro-

cyanure de potassium. S'il se produit un trouble ou un précipité floconneux, on a affaire à de l'albumine.

Cet essai est le plus sensible de tous.

Comme dans l'essai 3, rien de plus possible que des *erreurs dues à la mise en liberté* (par l'addition d'acide) *de mucine, d'acides aromatiques et d'acide urique.* On élimine les deux premiers comme il a été dit, l'acide urique par dilution de l'urine avec 1 à 2 volumes d'eau avant l'emploi du réactif.

Pour une très faible teneur en albumine, le précipité n'apparaît qu'au bout de quelques minutes.

Dans les urines très concentrées le précipité apparaît souvent par la seule dilution avec un égal volume d'eau, parce qu'il est quelque peu soluble dans les solutions salines fortes.

5. *Réactifs portatifs de l'albumine.*

Les quatre essais cités sont très sensibles et sûrs pour des recherches exactes. Il est cependant toujours prudent de ne point se borner à un seul, mais d'en employer au moins deux, par exemple les essais 1 et 3 ou 2 et 4.

Comme essais commodes à mettre en œuvre au lit du malade, parce que les réactifs sont facilement transportables (portatifs) à l'état solide, et parce que la réaction peut se faire sans la chaleur, on a recommandé entre autres :

Essai par l'acide métaphosphorique.

On jette dans l'urine un petit fragment d'acide métaphosphorique (acide métaphosphorique vitreux HPO_3), ou bien on agite de l'urine dans un verre de montre avec un crayon de cette substance que l'on peut préparer comme le nitrate d'argent. S'il y a de l'albumine, elle

se sépare en coagulum soluble dans un excès de réactif
(Réaction générale de l'albumine 1). L'essai ne permet
pas de reconnaître au-dessous de 0,1 p. 100 d'albumine.
On est exposé aux erreurs par précipité d'acide urique
ou d'acides aromatiques comme dans les essais précédents. La première peut cependant être facilement
évitée par la dilution convenable de l'urine avec de l'eau.
L'acide doit être conservé dans des verres bien fermés,
parce qu'il absorbe rapidement l'eau et passe à l'état
d'acide phosphorique ordinaire qui ne précipite pas l'albumine.

Essai avec le papier réactif de l'albumine de Geissler.

Ce réactif consiste en bandes de fort papier à filtrer,
qui sont imbibées, les unes de solution concentrée
d'acide citrique, les autres de solution d'iodohydrargyrate de potassium, puis desséchées. On verse l'urine
dans une petite capsule de verre on un petit cristallisoir et l'on y plonge une bande de papier acide. Quand
une quantité suffisante d'acide citrique a été dissoute
(ce qu'on peut reconnaître à la coloration rouge d'un
papier de tournesol qui plonge aussi dans l'urine), on
enlève la première bandelette et on la remplace par
l'autre, celle de papier hydrargyré. S'il y a de l'albumine,
on voit se produire aussitôt un trouble ou un précipité
floconneux. La réaction repose sur la réaction générale
de l'albumine 4; elle est très sensible, mais cependant
ne démontre pas qu'il n'y a que de l'albumine. En dehors des précipités déjà maintes fois mentionnés pour
l'addition des acides, les peptones et les alcaloïdes peuvent ici devenir des causes d'erreur. Le diagnostic est à
la vérité possible à l'aide d'opérations ultérieures (chaleur, addition d'alcool) entre ces précipités et celui

d'albumine, mais l'essai perd alors son cachet réputé de simplicité et n'offre en conséquence aucun avantage sur les autres.

Essai avec le réactif de l'albumine du Dr Stütz, d'Iéna, pharmacien de la Cour.

Le chlorohydrargyrate de sodium, $HgCl^2,NaCl$, précipite l'albumine en présence du sel marin et d'un acide (acide citrique). On remplit des capsules de gélatine de ce réactif en substance. Pour faire l'essai, on ouvre une de ces capsules et on en jette le contenu dans l'urine : un précipité floconneux se produit aussitôt s'il y a de l'albumine. On diluera auparavant les urines concentrées avec de l'eau pour éviter la séparation d'acide urique. Les alcaloïdes ne sont pas précipités.

§ 9. — ESTIMATION QUANTITATIVE DE L'ALBUMINE DANS L'URINE.

On obtient des estimations quantitatives exactes en pesant le coagulum d'albumine, ou en mesurant la quantité dont l'urine albumineuse fait dévier à gauche le plan du polarimètre.

Ce dernier moyen ne donne cependant des résultats exacts que dans les urines ayant plus de 0,5 p. 100 de teneur en albumine, et présente d'ailleurs des difficultés si celles-ci sont troubles et fortement colorées.

Pour le praticien les *méthodes approximatives* suffisent.

1. *Méthode de Brandberg.*

Elle repose sur ce fait expérimental que dans l'essai de l'albumine 1 (épreuve des anneaux de Heller) le disque se forme d'autant plus rapidement que l'urine est plus riche en albumine. Pour une teneur de 1 partie d'albumine dans 30 000 de liquide, il apparaît dans l'espace de 2 à 3 minutes. Si l'on dilue, d'après cela, une urine de teneur albumineuse inconnue dans une quantité connue d'eau, jusqu'à ce que la réaction apparaisse seulement dans le laps de temps indiqué, cette urine diluée arrive alors à contenir 0,0033 p. 100 d'albumine, et l'on en peut aisément déduire la teneur en albumine de l'urine non diluée.

Expérience. — On prépare avec l'urine une série de dilutions (comme l'indique le schéma suivant), et l'on verse alors dans un certain nombre de tubes à essai quelques centimètres cubes d'acide azotique concentré, en ayant soin que les bords ne soient pas mouillés. Puis avec une pipette finement étirée (petit tube de verre quelconque) on étage sur l'acide nitrique de chaque tube à essai, volume égal environ d'une dilution d'urine, et l'on note le temps que nécessite dans chaque mélange la formation nette de l'anneau blanc bleuâtre. La liqueur où celui-ci met 2 à 3 minutes à se produire est prise comme base du calcul qu'on pratique d'après le tableau suivant :

Dilution de l'urine.	Manière de la pratiquer.	Teneur en albumine p. 100 de l'urine non diluée quand l'anneau paraît en 2 à 3 minutes.
+ 10 fois.	1 p. d'urine, 9 p. d'eau.	0,033
	$(= \frac{1}{10}$ d'urine pour l'établissement des dilutions ultérieures).	
20 —	1 p. $\left(\frac{1}{10}\right)$ d'urine, 1 p. d'eau.	0,067
+ 30 —	1 — 2 —	0,100
50 —	1 — 4 —	0,167
80 —	1 — 7 —	0,267

100	—	1	—	9	—	0,333
+ 150	—	1	—	14	—	0,500
200	—	1	—	19	—	0,667
+ 300	—	1	—	29	—	1,000
400	—	1	—	39	—	1,333
500	—	1	—	49	—	1,667

Il est inutile de préparer intégralement toutes les dilutions indiquées; on se contentera, pour s'orienter tout d'abord, de celles marquées d'un +, et l'on en déduira si la teneur en albumine est supérieure ou inférieure à 1/10, 1/2 ou 1 p. 100. Il suffira alors, pour avoir une estimation plus rigoureuse, d'établir des dilutions dans l'intervalle obtenu.

On pratique la dilution de la manière suivante :

1. Dilution au dixième : on mesure 5 centimètres cubes d'urine dans une pipette d'une contenance de 5 centimètres cubes, on fait couler cette urine dans un verre à expériences, et l'on y mêle 45 centimètres cubes d'eau à l'aide d'une burette divisée en centimètres cubes.

2. Dilutions ultérieures : on mesure 1 centimètre cube d'urine au dixième dans une pipette de 1 centimètre cube juste, on fait couler cette urine dans un verre à expériences, et l'on y mêle le nombre de centimètres cubes d'eau nécessaires à l'aide de la burette indiquée.

2. *Méthode d'Esbach.*

Principe. — Mensuration du précipité d'albumine pratiquée à l'aide d'un tube gradué ordinairement de la forme d'un tube à essai (albuminimètre) (1).

(1) Se procurer l'appareil chez Brewer, rue Saint-André-des-Arts, 43, Paris ; F. Hugershoff, Leipzig, Schillerstrasse, 3 ; Warmbrunn, Quilitz et Co, Berlin C., Rosenthalerstrasse, 40 et J. Greiner, Munich, Neuhauserstrasse, 49.

Réactif. — Solution de 10 grammes d'acide picrique et de 20 grammes d'acide citrique desséché à l'air dans un litre d'eau. Se précipitent : toute l'albumine (abstraction faite de quelques cas non encore élucidés et très rares), mais aussi les peptones, l'acide urique et les alcaloïdes, ce qui ne constitue cependant que fort peu souvent une contre-indication à l'emploi de la méthode.

Expérience. — On remplit l'albuminimètre d'urine jusqu'à la marque U, puis de réactif jusqu'à la marque R ; on ferme avec un bouchon et l'on mêle soigneusement en retournant lentement le tube de façon qu'il ne se forme point de mousse. L'instrument est alors abandonné bien perpendiculaire, et l'albumine gagne à la longue le fond. Au bout de vingt-quatre heures, on lit à l'aide des divisions la hauteur de la colonne d'albumine. Ces divisions vont de 1 à 7 et donnent la teneur en grammes par litre d'eau. Si l'urine est plus riche en albumine que ne peut l'indiquer le tube (c'est-à-dire en contient plus de 0,70 p. 100), on la dilue préalablement avec un égal volume d'eau et l'on multiplie le nombre obtenu par 2. Dans les instruments préparés d'après mes indications, le tube offre une marque $\frac{U}{2}$ divisant la partie inférieure en deux segments égaux. Si l'on désire étendre l'urine, on en remplit l'appareil jusqu'à cette marque, puis on ajoute de l'eau jusqu'à U ; on mêle alors, et pour le reste on procède comme il a déjà été indiqué.

La méthode d'Esbach fournit avec exactitude la teneur en albumine jusqu'à 1 p. 100 ; elle est très simple et répond amplement à ce qu'on demande d'elle.

§ 10. — Fibrine.

La fibrine se rencontre de temps en temps, soit associée à une hématurie, soit isolée, par exemple dans l'irritation rénale due à l'emploi externe des cantharides. Tantôt elle est rendue coagulée avec l'urine, tantôt elle se sépare par le repos seul et forme alors un sédiment floconneux ou plus rarement une gelée remplissant le verre à urine (urine coagulable).

La fibrine indique la proportion des albuminoïdes coagulables. Elle est insoluble dans l'eau et les solutions salines aussi bien que dans les acides et les alcalis étendus. Ces derniers, à froid, la convertissent seulement en gelée qui se dissout par une cuisson ultérieure. Les solutions donnent les réactions générales de l'albumine.

§ 11. — Hémialbumose et peptones.

I. — Propriétés de l'hémialbumose.

L'hémialbumose est un intermédiaire de la transformation de l'albumine en peptone; on la nomme aussi pour ce motif propeptone. On l'a rarement trouvée jusqu'ici dans l'urine. L'hémialbumose est insoluble dans l'eau pure, très facilement soluble, au contraire, si l'eau contient des traces d'acides, d'alcalis ou de sels.

Ses solutions donnent les réactions suivantes :

1. *Par la chaleur* elles restent claires.

2. *L'addition de quelques gouttes d'acide acétique et d'un peu de solution concentrée de sel marin* produit un trouble qui disparaît par la chaleur et reparaît par le refroidissement.

L'addition plus abondante de la solution de sel marin produit un trouble plus marqué qui ne disparaît plus entièrement par la chaleur.

Une addition très considérable enfin (2 volumes) précipite toute l'hémialbumose.

3. *L'acide azotique concentré* produit un précipité qui se dissout facilement par la chaleur avec une coloration

jaune intense, et reparaît par le refroidissement. Un léger excès d'acide redissout le précipité.

4. L'acide acétique et quelques gouttes de solution de ferrocyanure produisent un précipité qui se dissout par la chaleur, reparaît par le refroidissement et se montre de plus fortement soluble dans les solutions salines.

II. — Recherche de l'hémialbumose.

On acidule bien l'urine avec quelques gouttes d'acide acétique, on la traite par un sixième de son volume de solution concentrée de sel marin et, sans se préoccuper du léger trouble qui se produit, on la porte à l'ébullition. Si le précipité déjà produit persiste, ou s'il s'en forme un (albumine), on le sépare par la filtration à chaud. On laisse alors refroidir : si l'urine se trouble purement et simplement ou par l'addition ultérieure de la solution de sel marin, on a affaire à l'hémialbumose.

III. — Peptones.

En petite quantité, ces produits ne sont pas rares dans l'urine pathologique, lors de la résorption d'exsudats purulents, de pneumonie croupeuse ; dans la phtisie, l'empoisonnement par le phosphore, le cancer de l'estomac ; chez les accouchées, etc.

Elles se dissolvent facilement dans l'eau, ne se coagulent pas par la chaleur, et ne donnent, avec la plupart des réactifs usuels des albuminoïdes, en particulier l'acide azotique, l'acide acétique + le sel marin, l'acide acétique + le ferrocyanure, aucun précipité.

Elles ne précipitent que par l'acide métaphosphorique, l'acide tungstophosphorique, l'iodohydrargyrate de potassium + l'acide acétique ; le réactif de Millon et la lessive de soude + le sulfate de cuivre donnent les colora-

tions mentionnées aux Propriétés générales des albuminoïdes. Ces réactions ne peuvent cependant point servir
à la démonstration directe des peptones dans l'urine,
car elles sont ou trop peu caractéristiques ou trop peu
sensibles dans certains cas. Les peptones doivent être
isolées de l'urine auparavant, et c'est là une méthode
compliquée.

§ 12. — Séparation de l'albumine.

Pour un grand nombre des recherches suivantes
il est nécessaire de séparer l'albumine de l'urine.
On y parvient, même pour de faibles traces, en
faisant bouillir celle-ci, convenablement acidulée,
et en filtrant.

On chauffe l'urine de réaction acide (l'urine
neutre ou alcaline doit donc être acidulée avec de
l'acide acétique étendu) jusqu'à l'ébullition commençante, et l'on s'arrête alors. Si l'albumine ne se
sépare pas aussitôt en gros flocons, mais qu'au contraire le liquide devienne seulement trouble (ce qui
est le cas habituel), on ajoute par précaution quelques gouttes simplement d'une solution diluée d'a-
cide acétique jusqu'à ce qu'un précipité s'ensuive.
Puis on porte encore un moment l'urine à l'ébullition, et l'on filtre aussitôt. L'expérience est réussie
si l'albumine s'est séparée en gros flocons et si la
liqueur restante est claire et passe rapidement au
travers du filtre. Est-elle trouble, au contraire?
c'est que l'on a ajouté trop ou trop peu d'acide
acétique. Dans le second cas la correction est facile
à deviner; dans le premier on neutralisera l'excès
d'acide par l'addition prudente d'une solution de

soude étendue ; mais il sera plus simple encore de recommencer l'essai avec une nouvelle quantité d'urine.

En présence d'une urine ou de tout autre liquide riche en albumine, il sera opportun de modifier le procédé comme il suit : on porte 20 à 40 centimètres cubes d'eau à l'ébullition dans une petite capsule, et la moitié ou volume égal de l'urine, sont versés lentement et en remuant pour que l'ébullition ne cesse pas. On essaye la réaction, ajoutant, si besoin est, de l'acide acétique jusqu'à acidité convenable et précipitation de gros flocons, puis l'on filtre aussitôt.

On utilise fréquemment aussi la séparation de l'albumine par l'acide acétique, comme essai de l'albumine. C'est là un procédé peu approprié, parce que, si l'on n'est pas très prudent dans l'addition d'acide acétique, c'est-à-dire si l'on en ajoute trop, de grandes quantités d'albumine et même la totalité, s'il n'y en a que des traces, peuvent rester en solution.

2.

III

MUCINE. — MUCUS.

---

§ 13. — Propriétés.

1. La mucine est *facilement soluble dans les alcalis et les carbonates alcalins.*

2. Elle est *insoluble dans les acides organiques,* de même que dans les acides minéraux étendus, et *soluble dans les acides minéraux concentrés.*

En présence de sels neutres (ClNa par exemple), elle est difficilement précipitable par l'acide acétique.

3. *En solution aqueuse* elle coule en une liqueur muqueuse, trouble, difficile à filtrer.

4. Par l'action des alcalis (à froid), ou des acides (à chaud), *elle se transforme en albumine.*

§ 14. — Recherche dans l'urine.

La mucine se trouve dans l'urine en partie dissoute, en partie à l'état de sédiment (§, 29,1). A l'état de traces elle est un des éléments constituants de l'urine. Des quantités pathologiques de mucine dissoute (blennorrhagie et affections aiguës) se retrouveront à l'aide de la réaction suivante :

On traite l'urine à chaud par l'acide acétique jus-

qu'à réaction franchement acide : s'il se trouve une quantité quelque peu marquée de mucine, la liqueur se trouble. Le trouble est homogène et ce n'est que pour une teneur très considérable qu'on voit se déposer des flocons.

Remarques. — 1. De *petites quantités de mucine* peuvent, en présence de sels neutres, demeurer entièrement dissoutes. Si, pour ce motif, l'urine ne s'est point troublée, il est indiqué de diminuer ce pouvoir dissolvant des sels neutres pour la mucine, par la dilution d'une nouvelle quantité à essayer. On ajoute à celle-ci plusieurs fois son volume d'eau et on la traite alors par l'acide acétique.

2. *Le précipité de mucine peut être confondu avec les précipités d'acide urique ou d'acides aromatiques.* Dans le cas où l'urine aurait donné un précipité avec l'acide acétique, on prendra de ce liquide une nouvelle quantité à essayer et on la traitera par quelques gouttes d'acide chlorhydrique. Si le précipité vient encore à apparaître, il est dû à la mucine.

IV

HÉMOGLOBINE.

§ 15. — Ses propriétés.

1. *Variétés de l'hémoglobine.*

Hémoglobine oxygénée (Oxyhémoglobine). — Les solutions aqueuses sont caractérisées par leur coloration rouge clair intense et par deux ban-

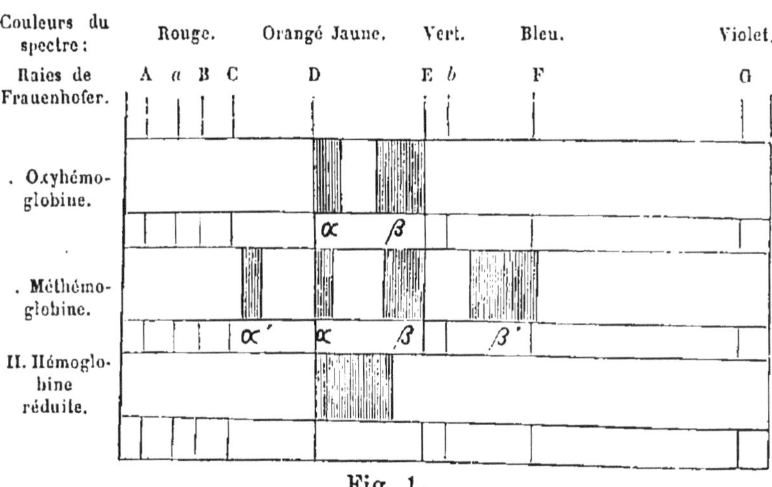

Fig. 1.

des d'absorption spectrales reconnaissables, avec un bon spectroscope de poche et une lumière solaire intense, dans une colonne de 1 à 2 centimètres d'épaisseur, même en solution très diluée (jusqu'à 0,01 p. 100 comme minimum, fig. 1, I. α et β).

Méthémoglobine. — Elle contient autant d'oxygène que l'oxyhémoglobine, mais plus intimement combiné, et apparaît dans les solutions de cette dernière par l'addition d'un cristal rouge de ferricyanure de potassium, aussi bien que par l'addition d'acides ou de sels acides (d'où sa présence dans l'urine). Elle est caractérisée, en solution neutre ou acide, par une coloration brune et la formation de deux bandes d'absorption supplémentaires, $\alpha'\beta'$, dans le spectre déjà mentionné ; les quatre bandes (fig. 1, II. $\alpha'\alpha\beta\beta'$) ne sont cependant nettes que pour une grande teneur en méthémoglobline des solutions étudiées ; dans les solutions diluées la raie α' (dans le rouge) paraît pâle.

L'hémoglobine réduite dérive des deux précédentes par réduction (à l'aide de quelques gouttes de sulfure d'ammonium, ou de tartrate ferreux en solution ammoniacale, par exemple). Elle se caractérise, en solution modérément diluée, par une coloration rouge brun verdâtre, et par une large bande d'absorption mal limitée (fig. 1, III). Par l'agitation à l'air elle retourne à l'état d'oxyhémoglobine.

2. *Analyse de l'hémoglobine.*

Dans les réactions suivantes, toutes les hémoglobines se comportent pareillement.

Par la *chaleur*, par *l'action des acides ou des alcalis* les hémoglobines se décomposent en hématine et albumine.

L'hématine est amorphe, de couleur brun noir, insoluble dans l'eau et les acides, facilement soluble dans les alcalis et les carbonates alcalins, un peu

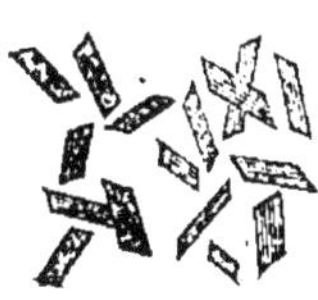

Fig. 2.

soluble dans l'acide acétique glacial chaud; elle se cristallise de cette dernière solution en présence d'une faible quantité de sel marin, sous forme de chlorhydrate d'hématine (hémine) en tables caractéristiques, cristaux rhomboédriques d'hémine (fig. 2).

L'albumine, elle, varie selon l'agent employé : par la cuisson il se produit de l'albumine coagulée, par l'action des acides de l'acidalbumine, par l'action des alcalis de l'alcalialbumine.

Une solution d'hémoglobine donne donc :

a) Par la *chaleur poussée à l'ébullition*, un coagulum brun composé d'albumine coagulée et d'hématine ;

b) Par la *chaleur et l'addition de quelque peu de lessive de soude*, une liqueur brun foncé contenant de l'alcalialbumine dissoute et de l'hématine.

L'hématine se précipite de cette solution par l'addition de sels de baryum ou de calcium, et à l'aide des précipités de phosphates terreux qui prennent alors naissance, sous forme de flocons rouges. C'est sur cette réaction que repose le procédé de Heller pour la recherche de l'hémoglobine dans l'urine.

§ 16. — RECHERCHE DU SANG OU DE L'HÉMOGLOBINE DANS L'URINE.

Couleur de l'urine : rouge jaune, rouge, brune, jusqu'au brun noir.

L'hémoglobine est contenue soit à l'état d'*oxyhémoglobine* (urine rouge), soit à l'état de *méthémoglobine* (urine brune) et d'ailleurs :

a) *Dissoute dans l'urine* (hémoglobinurie) ;

b) *Renfermée dans les hématies* (hématurie).

L'*examen microscopique* tranche cette question des *hématies.*

Dans l'urine fraîchement émise la matière colorante du sang se présente : à l'état d'oxyhémoglobine dans toutes les fortes hémorrhagies vésicales ; à l'état de méthémoglobine dans toutes les hémoglobinuries, nombre d'hémorrhagies rénales et quelquefois aussi dans les hémorrhagies vésicales modérées. La présence d'oxyhémoglobine en quelque quantité se devine à la couleur rouge de l'urine ; au contraire, en vertu de sa teinte brune et de son faible pouvoir colorant, la méthémoglobine pent se trouver en quantité assez marquée sans communiquer à l'urine une couleur frappante.

Après un certain temps la méthémoglobine se transforme en oxyhémoglobine, ou se trouve à l'état d'hémoglobine réduite.

Les réactions suivantes (en dehors de la recherche spectroscopique) sont utiles pour *reconnaître l'hémoglobine :*

1. *Essai à chaud.* — *On porte l'urine à ébullition :* coagulum brun (peu sensible).

Dans l'*urine à réaction alcaline* on n'obtient quelquefois qu'une coloration brune ; le précipité apparaît seulement si l'on acidule avec l'acide acétique. (Comp. propriétés de l'hémoglobine, 2 *b.*)

2. *Preuve de Heller.* — *On rend l'urine alcaline par la lessive de soude* (5 gouttes) *et l'on porte à l'ébullition :* précipité d'un beau rouge de sang, floconneux, pour de très faibles quantités d'hémoglobine ; il n'est nettement appréciable que lorsqu'il a gagné le fond du tube.

La réaction repose sur la formation d'hématine qui est entraînée par les phosphates alcalins séparés en même temps par l'alcali. Dans les urines privées de matières colorantes ce précipité phosphatique est blanc. On obtient des *flocons brun de rouille* quand on a ajouté trop peu ou trop de lessive de soude ou qu'on a trop chauffé ; ils ne sont pas aussi nettement appréciables que les flocons brun rouge, mais aussi caractéristiques.

Dans l'urine de *réaction alcaline* on n'obtient fréquemment aucun précipité, même lorsque tout le phosphate de calcium s'est déjà séparé comme sédiment. Dans ce cas on doit recommencer la réaction avec addition d'un peu de sel de calcium, condition qu'on réalise d'une façon très simple en se servant d'un volume égal d'urine normale.

Après l'usage de santonine, rhubarbe ou séné, il passe dans l'urine une matière jaune (acide chrysophanique) qui se colore en rouge par les alcalis et se précipite par la chaleur, avec les phosphates, en flocons rouges. La différence est facile à faire : dans ces cas le précipité phosphatique se dissout entièrement par l'acide acétique, tandis que l'hématine, ainsi traitée, persiste en flocons brun rouille. Dans une telle urine, les essais 1, 3 et 4 restent négatifs. En outre, pour de grandes quantités d'acide chrysophanique on sera déjà mis en défiance par la couleur rouge de l'urine lors de l'addition de lessive de soude.

3. *Preuve d'Almen-Schönbein.* — *Une émulsion de térébenthine ozonisée, c'est-à-dire vieille, exposée à l'air, dans une partie égale de teinture de gaïac fraîchement préparée, est versée sur l'urine à essayer :* à la limite des deux liquides se forme immédiatement, par séparation du principe aromatique, un anneau blanc qui, en présence de l'hémoglobine, se colore aussitôt en beau bleu.

L'essai est presque plus sensible encore que l'essai spectral de l'oxyhémoglobine et repose sur le transport de l'ozone de l'essence de térébenthine sur la résine de gaïac par l'action de l'hémoglobine. Le gaïac se trouve ainsi oxydé (bleui).

Une teinture de 1 partie de résine de gaïac et de 18 d'esprit-de-vin donne la réaction la plus sensible.

4. *Preuve par l'hémine.* — Le précipité obtenu par les essais 1 ou 2 est rassemblé sur un filtre, lavé et séché à une douce chaleur.

On place alors un très petit fragment de celui-ci sur un porte-objet, on met près de lui un petit cristal de sel marin et l'on recouvre avec une lamelle ; l'espace intermédiaire entre les deux verres est rempli avec de l'acide acétique glacial. On chauffe alors la préparation sur une petite flamme, pendant une minute à peu près, assez longtemps pour que la liqueur arrive à une forte ébullition (tout en ne formant que de petites bulles) et l'acide évaporé est remplacé par du nouveau goutte à goutte. En présence de l'hématine le liquide se colore progressivement en brun rouge. Quand cette nuance est atteinte on laisse la préparation se refroidir jusqu'à 45° environ, en l'éloignant proportionnellement de la flamme, et on la maintient à cette température jusqu'à ce que tout l'acide acétique soit évaporé. On recherche alors les cristaux d'hémine (fig. 2) en plaçant sous le microscope les endroits colorés en brun. Les cristaux se montrent encore plus nettement si l'on remplit l'espace situé sous le couvre-objet avec de la glycérine.

V

MATIÈRES COLORANTES.

---

§ 17. — Indican (acide indoxylsulfurique. $C^8H^6N.O.SO^2OH$).

Présence. — Élément constituant de l'urine normale, mais en faible quantité ; plus abondant dans les troubles digestifs, ileus, cancer de l'estomac, choléra, péritonite, souvent dans la méningite de la base, moins fréquent dans le typhus abdominal.

Recherche d'après Jaffé. — *On remplit un tube à essai d'urine jusqu'à moitié, on y ajoute un volume égal d'acide chlorhydrique concentré ainsi que 2 à 3 centimètres cubes de chloroforme et une goutte de solution demi-saturée de chlorure de calcium et l'on épuise le mélange par le chloroforme en agitant plusieurs fois le tube fermé avec le pouce.* Si l'indican est présent, il apparaît avec sa coloration bleue au fond du tube.

On continue alors à ajouter goutte à goutte le chlorure de calcium jusqu'à ce que l'on ait atteint le maximum de la couleur bleue.

Si l'on continue, la teinte décroît progressivement et vire finalement au jaune.

La réaction repose sur la décomposition de l'indican

en indol et acide sulfurique par l'acide chlorhydrique, et oxydation du premier par le chlorure de sodium, d'où formation d'indigo. Le bleu d'indigo, insoluble dans l'eau, se sépare de ce liquide en un précipité bleu finement divisé et est extrait par le chloroforme. Il s'oxyde par un excès de chloroforme en formant de l'isatine qui est jaune.

Le chlorure de calcium peut être remplacé par une *solution à 1 à 2 p. 100 de permanganate de potassium;* on doit alors agiter plus longtemps avec le chloroforme et renouveler très souvent l'addition de l'agent oxydant jusqu'à ce qu'on ait atteint le maximum de coloration.

On ne doit point *agiter trop fortement* le liquide avec le chloroforme, car celui-ci forme alors avec l'urine une émulsion très difficile à séparer.

L'*urine albumineuse* doit préalablement être coagulée.

§ 18. — MATIÈRES COLORANTES DE LA BILE.

1. *Propriétés.* — Les matières colorantes de la bile sont la *bilirubine* et la *biliverdine*. Toutes deux sont insolubles dans l'eau et les acides, solubles dans les alcalins et se précipitent de ces derniers par les sels de calcium en flocons brun rouge ou verts suivant le cas, phénomène dû à ce qu'elles donnent avec le calcium des composés insolubles dans l'eau. C'est à ce même état qu'elles sont contenues dans les calculs biliaires.

La *bilirubine* est insoluble dans l'alcool, soluble dans le chloroforme avec une coloration jaune et cristallise de cette solution en prismes et tablettes brun rouge.

La *biliverdine* par contre est insoluble dans le chloroforme, soluble dans l'alcool et cristallise de cette solution en formes indécises.

2. *Recherche dans l'urine.* — L'urine ictérique est jaune vert allant jusqu'à la coloration de bière foncée, sa mousse est jaune. Les sédiments (oxalate de calcium, cylindres, épithéliums) sont le plus souvent colorés eux aussi en un beau jaune. Les matières colorantes de l'urine ictérique sont la *bilirubine* et *l'urobiline*. Seule, la première est caractéristique de l'ictère, la seconde se trouve déjà en petites quantités à l'état normal, en plus grandes proportions dans d'autres conditions pathologiques (§ 3).

La recherche de la bilirubine se fait par l'*essai de Gmelin. On dispose avec précaution l'urine sur de l'acide azotique concentré quelque peu jaune :* s'il existe des matières colorantes biliaires il apparaît, au point de contact des deux liquides étagés, des anneaux colorés qui sont, de haut en bas : vert, bleu, violet, rouge, jaune.

On obtient un semblable jeu de couleurs en forme d'anneaux concentriques quand on filtre l'urine et qu'on verse une goutte d'acide nitrique à la face interne du filtre encore humide (Rosenbach).

La réaction repose sur l'oxydation successive de la bilirubine en d'autres matières colorantes, le premier composé qui apparaît étant la biliverdine (verte) ; elle ne réussit que si l'acide azotique est quelque peu coloré en jaune, c'est-à-dire contient un peu d'acide hypoazotique (peroxyde d'azote). Ce corps se forme déjà par un séjour d'une certaine durée à la lumière ; on l'obtiendra plus rapidement en faisant chauffer l'acide avec un fragment de bois.

Remarques. — 1. *La réaction de Gmelin n'est démonstrative que si l'anneau vert est nettement caractérisé.* Les anneaux bleu et rouge apparaissent aussi par oxydation de l'urine riche en indican ; il pourrait aussi se faire qu'un anneau vert résultât du mélange chromatique du jaune préexistant de l'urine avec le bleu qui provient de l'indican oxydé.

2. *L'urine peut contenir des matières colorantes biliaires sans que la réaction se produise,* notamment dans le cas où d'autres matières colorantes masquent le jeu des teintes, ou bien dans le cas où la bilirubine fait défaut, remplacée par des produits de sa transformation qui ne donnent pas le disque vert. Aussi la coloration de l'urine ne correspond pas fatalement à l'intensité de la réaction de Gmelin. Des urines claires peuvent donner une forte réaction et des urines foncées une faible seulement.

3. *La présence d'albumine* en quantité modérée ne contrarie point la réaction de Gmelin. Le vert apparaît alors nettement dans le disque blanc d'albumine.

4. *Quand il y a de très faibles quantités* de matières colorantes biliaires, la réaction de Gmelin pratiquée directement dans l'urine est trop peu sensible, il faut alors extraire préalablement la bilirubine avec le chloroforme. On remplit un tube à essai presque en entier avec de l'urine, puis on ajoute 1 à 2 centimètres cubes de chloroforme ; on ferme avec le pouce et l'on agite plusieurs fois (20 à 30 fois). En présence de la bilirubine le chloroforme se teint en jaune.

On retire alors avec précaution le pouce après avoir retourné le tube à essai et on laisse couler la plus grande partie du chloroforme dans un second tube tenu au-dessous. Puis on y ajoute un égal volume d'eau et quelques gouttes de lessive de soude. En agitant, la bilirubine passe dans la solution alcaline et la colore en jaune. Si l'on fait alors couler dans le tube, tenu le plus obliquement possible, 1 à 2 centimètres cubes d'acide nitrique sur le chloroforme, on obtient à la limite de l'eau et de l'acide azotique la réaction de Gmelin.

5. *Les acides biliaires* ne peuvent pas être reconnus directement dans l'urine. La réaction de Pettenkofer avec le sucre et l'acide sulfurique est entravée par la présence de matières qui donnent, avec l'acide sulfurique, une semblable couleur, rouge violet; de telle sorte que l'on n'obtient une réaction non équivoque que dans une urine contenant 0,5 0/0 d'acides biliaires, proportion rarement atteinte dans l'ictère (§ 345).

VI

SUCRE DE RAISIN.

(Dextrose)

---

§ 19. — Recherche du sucre dans l'urine.

1. *Essai de Moore-Heller.*

On traite l'urine par un quart ou un tiers de son volume de lessive de soude et l'on fait bouillir 2 à 3 minutes : s'il y a du sucre il se produit une coloration allant du jaune foncé au brun foncé, suivant la teneur en glucose.

La réaction repose sur l'oxydation du sucre de raisin et elle est très sensible pour les solutions pures de glucose ; mais, dans l'urine, *des quantités plus notables sont nécessaires pour obtenir une coloration brun foncé type, caractéristique du sucre.* Il peut en effet apparaitre dans l'urine entièrement libre de sucre des tons jaune foncé par simple ébullition avec la lessive de soude.

Le *précipité floconneux*, qu'on observe régulièrement dans cet essai, se compose de phosphates terreux que la lessive de soude précipite déjà à froid et qui, par la chaleur, se réunissent en gros flocons.

C'est là une apparence absolument normale.

2. *Preuve de Trommer.*

On traite l'urine par un quart de son volume de lessive de soude et l'on ajoute goutte à goutte, en agitant fortement, une solution de sulfate de cuivre jusqu'à ce qu'une petite partie d'hydroxyde de cuivre demeure insoluble : si l'urine dissout une grande quantité d'oxyde de cuivre et acquiert par là une belle coloration bleue, la présence du sucre est vraisemblable.

On chauffe alors jusqu'à ébullition commençante ou, mieux encore, on ne met au contact de la flamme que la partie de la liqueur avoisinant la surface : si à l'endroit chauffé se montrent des bandes rouge jaune, ou des nuages d'oxydule de cuivre précipité, qui descendent de la surface, tranchant beaucoup sur le reste de la liqueur encore bleue, et gagnent progressivement toute la solution, la présence du sucre est démontrée.

Voilà la manière dont se produit la réaction de Trommer, mais dans les urines diabétiques types seulement. Dans beaucoup d'autres cas les urines dissolvent de très notables quantités d'oxyde de cuivre, la coloration bleue de la solution vire au jaune ou au brun par la chaleur; mais, ou bien le précipité net d'oxydule de cuivre ne se produit pas (on ne voit que le précipité de phosphates terreux, dû à la lessive de soude, et coloré en brun par un peu d'oxydule de cuivre séparé en même temps) ou bien il ne se produit que pendant le refroidissement de la liqueur.

3.

Dans nombre de cas semblables on réussit cependant encore à obtenir avec le sulfate de cuivre un précipité d'oxydule par la chaleur en s'arrêtant exactement au point de saturation. Il est souvent difficile de décider quand celui-ci est atteint, c'est-à-dire quand l'oxyde de cuivre ajouté commence à ne plus se dissoudre. Dans beaucoup de cas, en effet, un trouble marqué, dû à la précipitation des phosphates, apparaît déjà après l'addition de soude. Dans ces conditions on conseille de pratiquer l'essai de Trommer de la façon suivante :

On traite une quantité d'urine, suffisante à peu près pour quatre essais, de la façon déjà indiquée par la lessive de soude et le sulfate de cuivre jusqu'à ce que l'on pense être près d'atteindre le point de saturation. On verse alors un quart du mélange dans un autre tube à essai et l'on chauffe : si l'on n'obtient aucun précipité d'oxydule, mais seulement une coloration jaune, on ajoute encore au reste un peu de sulfate de cuivre — puis on en prend de nouveau une portion à essayer — et ainsi de suite jusqu'à ce que dans une de celles-ci apparaisse un précipité évident d'oxydule de cuivre, ou bien que la coloration verte persistant après l'action de la chaleur montre que l'on a déjà un excès d'oxyde de cuivre non réductible. Dans le premier cas le sucre est prouvé, dans le second la preuve de Trommer laisse dans l'incertitude. La réduction peut émaner du sucre, mais peut aussi être due à une autre substance réductrice. On n'obtient alors une solution décisive que par les essais 3 ou 4.

La connaissance du principe de la réaction et de la façon dont se comporte l'urine normale vis-à-vis du réactif nous fournit une réponse aux questions suivantes :

Pourquoi l'oxydule de cuivre ne se sépare-t-il pas toujours, et pourquoi cette séparation est-elle indispensable pour affirmer la présence du sucre (c'est-à-dire pourquoi la décoloration seule — réduction — ne suffit-elle pas)?

Ces données prouvent aussi combien il est nécessaire, dans l'emploi de l'essai, de s'en tenir étroitement au sens littéral du précepte :

1. *Si l'on ajoute à de l'eau pure un peu de lessive de soude et une solution de sulfate de cuivre*, il se produit un précipité bleu volumineux d'hydroxyde de cuivre $CuSO^4 + 2NaOH = Na^2SO^4 + Cu(OH)^2$ qui ne se dissout pas dans la lessive de soude et se change par la chaleur en oxyde de cuivre brun noir CuO, plus strictement $Cu(OH)^2 + 2CuO$.

2. *Mais si l'eau contient certaines substances comme la glycérine, les tartrates ou le sucre de raisin*, le précipité d'hydroxyde se dissout par l'agitation en une liqueur bleue. Le pouvoir dissolvant vis-à-vis de l'oxyde de cuivre n'est donc, on le voit, nullement caractéristique du sucre de raisin seul.

3. La solution bleue se comporte différemment alors quand on *chauffe à l'ébullition*.

S'il existe de la *glycérine* ou de l'*acide tartrique* dans la liqueur aucune modification n'apparaît; mais, par contre, s'il y a du sucre il se forme aussitôt un précipité jaune ou rouge d'oxydule de cuivre et la liqueur apparaît colorée.

La cause de cette apparence réside dans une oxydation du sucre. Celui-ci, dans une solution alcaline bouillante, enlève à l'oxyde de cuivre une partie de son oxygène et le transforme en oxydule rouge de cuivre Cu^2O, ou en hydrate d'oxydule de cuivre jaune $Cu^2(OH)^2$.

On désigne ce processus sous le nom de réduction.

Sub-
stances
réduc-
trices,

La propriété de réduire l'oxyde de cuivre en solution alcaline n'est cependant pas particulière au sucre de raisin seul ; il y a beaucoup de corps organiques qui partagent ce pouvoir avec lui. On comprend ces substances sous la dénomination générale de substances réductrices.

Quelques-unes de celles-ci se trouvent dans l'urine. On se convainc facilement de leur présence en pratiquant la réaction de Trommer dans une urine normale. Une propriété importante des substances dont nous parlons éclate aussi dans cet essai.

Propriété
qu'a
l'urine
normale
de
dissoudre
et réduire
l'oxyde
de cuivre
et de tenir
en
solution
l'oxydule
de cuivre.

4. *On ajoute à l'urine normale un peu de lessive de soude* et l'on obtient un précipité de phosphates terreux qui, à peine appréciable au début, se dépose peu à peu en flocons incolores. On ajoute alors goutte à goutte une solution de sulfate de cuivre et chaque goutte donne un précipité bleu volumineux d'hydroxyde de cuivre qui se redissout en agitant fortement. Si l'on continue cette manœuvre jusqu'à ce qu'un léger excès d'oxyde de cuivre reste indissous (ce qu'on obtient avec 3 à 5 gouttes) et si l'on chauffe la liqueur vert bleuâtre jusqu'à l'ébullition sa couleur change. Elle devient complètement jaune à la lumière transmise, jaune rouge à la lumière réfléchie ; l'oxyde de cuivre se trouve ainsi réduit mais non dissous, car la liqueur reste entièrement claire et seul le précipité des phosphates terreux se montre. Quand celui-ci s'est rassemblé au fond du tube il apparaît coloré en brun rouge, phénomène dû à la précipitation de traces d'oxydule de cuivre.

Il résulte de la manière dont se comporte l'urine normale :

a) Qu'elle contient des substances qui ont le pouvoir de dissoudre l'oxyde de cuivre (acide urique, créatinine, sels ammoniacaux) ;

b) Qu'elle contient des substances qui réduisent l'oxyde de cuivre (acide urique, pyrocatéchine);

c) Qu'elle contient des substances qui maintiennent en solution l'oxydule de cuivre (acide urique, créatine, sels ammoniacaux, etc.);

Le pouvoir dissolvant et réducteur de l'urine (1) n'est pas considérable ; 3 à 5 gouttes de sulfate de cuivre l'épuisent déjà. Le pouvoir dissolvant vis-à-vis de l'oxydule de cuivre est beaucoup plus marqué, comme il ressort de l'essai suivant :

5. *On traite l'urine normale par le sucre de raisin jusqu'à 0,5 p. 100 environ et l'on procède comme auparavant :* les mêmes apparences que tout à l'heure se manifestent et, de plus, exagérées : dissolution de CuO significative, forte coloration jaune par la chaleur; mais on n'obtient pas de précipité d'oxydule de cuivre, au moins pendant et immédiatement après l'action de la chaleur. La cause de ce phénomène réside dans le grand pouvoir dissolvant de l'urine normale pour Cu^2O; d'où le maintien en solution, non seulement de l'oxydule que les substances réductrices ont produit, mais encore de celui qui se trouve là par l'oxydation du sucre. Ce n'est, en effet, que dans les cas où la teneur en sucre dépasse le chiffre que nous venons de voir, que l'oxydule formé en plus grande quantité ne reste pas entièrement dissous et que la précipitation s'ensuit.

6. L'urine normale traitée par le sucre jusqu'à 0,5 p. 100 se comporte comme l'urine pathologique décrite précédemment avec résultat incomplet de l'essai de Trommer (absence de précipité d'oxydule). Une telle urine peut contenir du sucre, mais le criterium fait défaut puisque la réduction, même marquée, peut être causée par des substances autres que le glucose (subs-

Le précipité d'oxydule de cuivre est seul caractéristique du sucre

____

(1) Vis-à-vis de l'oxyde de cuivre. (T.)

tances que contient toute urine à un plus ou moins haut degré, ainsi qu'il a été démontré). Mais si à la réduction s'associe un précipité d'oxydule, la présence du sucre est par là démontrée. L'expérience prouve, en effet, que l'urine ne contient point, en dehors du glucose, de substances réductrices en quantité suffisante pour engendrer ce précipité d'oxydule.

Nécessité de maintenir la température au-dessous du point d'ébullition.

7. Il n'est cependant légitime de conclure de la présence du précipité d'oxydule à celle du sucre que si la température demeure pendant toute la durée de l'expérience au-dessous du point d'ébullition. On ne doit donc chauffer l'urine qu'autant qu'elle n'atteint pas celui-ci. Par l'ébullition en effet, et surtout par l'ébullition prolongée, beaucoup d'urines normales donnent un précipité d'oxydule (le plus souvent, il est vrai, non pas pendant l'ébullition, mais lors du refroidissement).

Nécessité de la saturation avec CuO.

8. De la présence dans l'urine de substances susceptibles de dissoudre l'oxyde de cuivre il résulte que l'on doit, dans les cas de faible teneur en sucre et d'urines concentrées, tâcher d'obtenir la formation maximum d'oxyde de cuivre ; il est en effet de la plus grande vraisemblance que, dans ces conditions, une partie de l'oxydule se séparera. On arrive à ce résultat en ajoutant à l'urine le plus possible de sulfate de cuivre, c'est-à-dire en procédant exactement comme il est prescrit dans l'expérience de Trommer. Cette expérience est confirmée par ce qui suit.

Le sucre réduit par la chaleur un peu plus d'oxyde de cuivre qu'il n'est capable d'en dissoudre à froid. On obtient le maximum de formation d'oxydule de cuivre (c'est-à-dire la réaction la plus intense) en traitant l'urine avec assez de sulfate de cuivre pour que le précipité formé ne se dissolve plus entièrement par l'agitation, mais qu'il en reste au contraire un léger excès non dissous : l'urine est, en un mot, sursaturée d'oxyde de cuivre *dissous et, avec lui, tout ce qui* restait indissous se trouve réduit en même temps que le sucre disparaît intégralement. Il faut éviter un excès plus grand d'oxyde de cuivre; celui-ci reste en effet, après qu'on a chauffé la liqueur, sous *forme d'un trouble vert sale et, dans les cas où il n'y a que de médiocres quantités de sucre, peut empêcher la précipitation de l'oxydule de cuivre, ou tout au moins la cacher. Par une ébullition trop forte l'excès d'hydrate de cuivre se transforme en un oxyde brun noir d'après* 1.

9. *Des urines normales auxquelles on a ajouté du sucre, de même que bien des urines pathologiques peuvent* (d'après 4 et 5) *contenir des quantités de cette substance allant jusqu'à* 0,5 p. 100 *sans que par l'essai de Trommer il s'ensuive un précipité d'oxydule de cuivre, précipité qui est seul* (d'après 6) *pathognomonique de la présence du sucre. Par contre, dans les urines diabétiques types, le précipité se produit déjà pour une teneur de* 0,2 p. 100 *à peu près. On peut aussi dans les urines diabétiques démontrer la présence de plus petites quantités de sucre que dans les urines normales artificiellement sucrées.*

Ce fait frappant s'explique par la diminution proportionnelle que subissent les substances *susceptibles de dissoudre l'oxydule de cuivre dans l'urine,* par suite de la polyurie qui est de règle. Pareillement, on arrive souvent, dans les cas où la preuve de Trommer n'a pas donné le précipité caractéristique, à obtenir celui-ci *en répétant l'essai de l'urine cinq fois diluée* (vraie polyurie artificielle).

Un autre moyen qui réussit souvent aussi, c'est de *filtrer sur du noir animal pulvérisé* que l'on a débarrassé de substances réductives (sulfites, sels d'oxydule de fer) *par l'acide chlorhydrique et l'eau. On saupoudre un filtre avec quelque peu de noir pulvérisé et l'on verse l'urine*

Différence entre le diabète et la glycosurie transitoire.

goutte à goutte par-dessus jusqu'à production d'une
pâte. On fait alors un trou dans le milieu de celle-ci et
l'on y verse lentement l'urine. C'est avec ce filtrat qu'on
pratique l'essai de Trommer.

A vrai dire, la réaction n'est point devenue plus sensible par ce procédé, mais le précipité d'oxydule se laisse
mieux remarquer. Le noir animal retient les matières
colorantes et l'acide urique (quelque peu de sucre aussi,
mais pas assez pour entrer en ligne de compte dans un
but qualitatif).

L'incertitude dans laquelle la preuve de Trommer
laisse parfois l'expérimentateur pourrait peut-être l'en-
gager à ne plus en faire un procédé général pour rechercher le sucre dans l'urine et à employer exclusivement
un des essais plus sensibles qui suivent. Ce serait aller
trop loin. La preuve de Trommer conserve toujours sa
valeur pour le médecin parce qu'elle permet de juger
la teneur en sucre de l'urine et en même temps la gra-
vité du cas. Si l'essai réussit facilement, surtout avec
une saturation insuffisante par l'oxyde de cuivre, la teneur en sucre est grande et l'on est en présence dans
l'immense majorité des cas d'un diabète très marqué.
Si au contraire l'essai ne réussit qu'avec une saturation
entière par l'oxyde de cuivre, ou bien si tout précipité
d'oxydule de cuivre fait défaut, alors que les essais plus
sensibles du glucose donnent un résultat positif, c'est
que la teneur n'est en tous cas point supérieure à
0,2 — 0,4 p. 100, et il est possible qu'il ne s'agisse que
d'une glycosurie transitoire (comparer § 21).

*Preuve de Trommer dans l'urine albumineuse ou
ammoniacale.*

a) *L'urine albumineuse* dissout l'oxyde de cuivre
(réaction du biuret, § 7), mais ne le réduit pas. L'albu-

mine n'empêche pas non plus la réduction par le sucre, mais la précipitation de l'oxydule. Aussi quand elle atteindra plus de 0,2 p. 100 devra-t-elle être séparée avant l'essai du sucre d'après § 8, 3 ou § 12.

b) *Si l'urine contient du carbonate d'ammonium* (fermentation alcaline de l'urine), elle dissout des quantités marquées d'hydrate de cuivre en formant une liqueur bleue qui par la chaleur ne se modifie point d'abord, mais peut donner par une ébullition prolongée un précipité noir d'oxyde de cuivre.

c) *Si l'urine contient du carbonate d'ammonium et du sucre*, il peut arriver qu'elle dissolve et réduise beaucoup d'oxyde de cuivre, mais qu'il ne se précipite point d'oxydule parce que l'ammoniaque le retient en solution.

3. *Preuve de Nylander avec la solution alcaline de bismuth.*

(Preuve de Boettger modifiée.)

Principe de la réaction. — Si l'on traite une solution aqueuse de sucre de raisin par la lessive de soude et le sous-nitrate de bismuth $NO^3Bi(OH)^2$, et qu'on fasse bouillir 1 à 2 minutes, le sel de bismuth se colore en noir. Le sucre lui a enlevé son oxygène en le transformant en oxydule noir de bismuth. Cette réaction, trouvée par Boettger, employée sous cette forme n'est point exclusivement caractéristique du sucre, mais elle le devient grâce à la modification d'Almén-Nylander. En effet, sauf un petit nombre d'exceptions, aucune autre substance pouvant être contenue dans l'urine ne réagit sur les composés employés pour l'essai.

Préparation du réactif. — 4 grammes de sel de Seignette (tartrate de K et de Na) sont dissous dans 100 centimètres cubes de lessive de soude à 8 p. 100 = 10 p. 100 Na OH (poids spécifique 1,115 à 15° C.) modérément chauffée et l'on y ajoute en agitant 2 grammes de sous-nitrate de bismuth. Le sel de bismuth se trouve ainsi transformé en hydroxyde de bismuth $Bi(OH)^3$ et celui-ci dissous par le sel de Seignette. On laisse refroidir et l'on sépare, si besoin est, le réactif du reste du sel de bismuth par décantation ou en filtrant sur du verre filé.

Mode opératoire. On traite l'urine par le réactif dans la proportion de 10 : 1 *et l'on fait bouillir* 1 à 2 *minutes :* en présence du sucre de raisin l'hy-droxyde de bismuth est réduit, et un précipité noir, finement divisé, de bismuth apparaît et reste long-temps en suspension. Pour une teneur en sucre de 0,2 p. 100 (et plus) la coloration noire se montre déjà au bout de 1 à 2 minutes et si intense que l'urine en expérience devient complètement opaque. Pour une teneur plus faible, la coloration ne devient évi-dente qu'après une ébullition un peu plus longue (3 minutes). Quant aux traces de sucre (jusqu'à 0,025 p. 100) elles ne sont pas possibles à reconnaître pendant que l'on chauffe et ne se traduisent que par la teinte gris noir qu'elles impriment au précipité de phosphates terreux séparé par la soude lorsque celui-ci a gagné le fond du tube. Ce précipité de phosphates est d'un blanc pur dans l'urine indemne de sucre.

Sur cent urines normales, quatorze m'ont donné par cette méthode une faible réaction qui ne se produisit plus après traitement préalable par la levûre. Cette réaction était par conséquent uniquement due au sucre ; ce qui prouve qu'aucune autre partie constituante de l'urine ne modifie la liqueur de Nylander. Mais tout ceci n'est probant que si l'on a préparé le réactif d'après les préceptes indiqués et notamment si la solution de soude n'a point une concentration supérieure à celle prescrite.

L'urine après l'usage de rhubarbe ou de séné donne la réaction de Nylander et pas celle de Trommer ; le bismuth séparé tombe rapidement au fond du tube.

La présence de grandes quantités de rhubarbe et de séné se devine déjà par la coloration rouge que prend l'urine quand on y ajoute le réactif. Pour de petites quantités on essayera l'urine par la méthode de l'hémoglobine de Heller.

L'urine albumineuse se colore à chaud en rouge brun par le réactif de Nylander ; l'albumine se décompose en donnant lieu à un dégagement d'hydrogène sulfuré et par le repos il se dépose un précipité de sulfure de bismuth. Pour une teneur en albumine de 2 p. 100 ce précipité est rouge brun et facile à reconnaître du bismuth métallique réduit par le sucre; mais pour une plus grande teneur il est noir brun et pourrait prêter à la confusion. Aussi est-il préférable de séparer préalablement l'albumine d'après § 8, 3 ou § 12.

4. *Preuve de Worm-Müller avec le sulfate de cuivre et la solution alcaline de sel de Seignette.*

(Preuve de Trommer modifiée.)

Réactifs nécessaires. — 1. Solution aqueuse à 2,5 p. 100 de sulfate de cuivre (vitriol bleu $SO^4Cu + 5H^2O$). — 2. Solution de 10 grammes de tartrate sodico-potassique (sel de Seignette) dans 100 centimètres cubes de lessive de soude normale (4 p. 100 NaOH).

Mode opératoire. — On porte 5 centimètres cubes d'urine à l'ébullition dans un tube à essai; on agit de même pour un mélange de $2^{cc},5$ de solution de sel de Seignette et de 1 à 2 centimètres cubes de solution de sulfate de cuivre. On prend habituellement $1^{cc},5$ de $CuSO^4$, mais quand le poids spécifique est inférieur à 1,018 il paraît indiqué de commencer par 1 centimètre cube; quand il est supérieur au contraire à 1,025 il est de règle d'ajouter 2 centimètres cubes à l'urine.

On interrompt en même temps l'ébullition pour les deux liquides et 20 à 25 secondes après on les mêle et laisse reposer sans agitation. Aussitôt que le mélange a été effectué, la liqueur paraît habituellement vert bleu; mais quand il y a du sucre la coloration change par séparation d'oxydule de cuivre et plus il y a de sucre plus ce changement est rapide. Pour une teneur au-dessous de 0,1 p. 100 le précipité apparaît au bout de 4 à 5 minutes au plus, sous forme d'un dépôt finement divisé qui, à la lumière réfléchie, se montre jaune vert sale et trouble.

Si l'on n'obtient aucun précipité on peut recommencer l'essai avec des quantités croissantes de $CuSO^4$ (2,5, 3, 3,5, 4 centimètres cubes) jusqu'à ce que la réaction se produise ou que la liqueur ne se colore plus, c'est-à-dire qu'elle demeure verte, preuve qu'il y a déjà un excès de $CuSO^4$. On agira ainsi parce que, pour de faibles teneurs en sucre, la réaction n'a lieu souvent qu'avec des quantités tout à fait déterminées de sulfate de cuivre. Grâce à cet essai il sera possible de reconnaître encore 0,025 de sucre de raisin ou 0,05 de sucre de lait.

L'urine normale montre souvent (18 fois sur 100 cas) une réaction qui correspond à 0,025 à 0,05 p. 100 de glucose et manque après action de la levûre; cette réaction n'est donc guère imputable à d'autres substances que le sucre de raisin.

La raison pour laquelle les substances réductrices ordinaires de l'urine ne donnent aucune réaction par le procédé de Trommer modifié, c'est, en dehors de la présence du sel de Seignette, et avant tout, l'arrêt de la

température au-dessous du point d'ébullition (60 à 70° C.).
C'est pour atteindre ce but que les deux liquides chauffés
d'abord séparément ne sont mêlés qu'après le temps de
refroidissement indiqué. Le sucre de raisin réduit encore
très rapidement à cette température, mais le reste des
matières réductrices plus du tout.

<h3 style="text-align:center">5. Essai avec l'indigo.</h3>

*Si l'on ajoute à une solution aqueuse de sucre de raisin,
rendue fortement alcaline par du carbonate de sodium, une
solution de carmin d'indigo (sulfate d'indigo) jusqu'à coloration bleue marquée, et que l'on chauffe,* la liqueur
devient verte, rouge, jaune et par l'agitation ultérieure
à l'air elle suit un ordre de couleurs inverse et redevient
finalement bleue. Le bleu d'indigo a été réduit dans cette
expérience et transformé en blanc d'indigo, puis ce
dernier est retourné à l'état de bleu d'indigo sous l'influence de l'oxygène de l'air.

Cet essai, appliqué à l'examen de l'urine, n'est ni
particulièrement sensible ni caractéristique du sucre de
raisin. C'est sur lui que sont basés les papiers réactifs
que l'on vend pour la recherche du sucre dans l'urine.
Ceux-ci consistent en bandes de papier imbibées les unes
de solution d'indigo, les autres de solution de soude. On
plonge une bande de papier d'indigo dans de l'eau, et
l'on traite l'urine par la liqueur colorée ainsi obtenue
jusqu'à l'apparition d'une teinte faiblement bleue; on
ajoute alors un gros morceau de papier sodique et on
chauffe. Si l'on a affaire à du sucre, les colorations dé-
crites se montrent.

§ 20. — ESTIMATION QUANTITATIVE DU SUCRE DANS L'URINE.

La teneur de l'urine en sucre dans le diabète
sucré ne s'élève généralement pas au-dessus de

4 p. 100; 5 à 6 p. 100 dans les cas graves; des teneurs plus fortes (allant jusqu'à 10 p. 100, 500 grammes par jour) sont rares.

On pratique des évaluations certaines de la teneur en sucre par le titrage ou la mensuration de la rotation à droite que donne la lumière polarisée en traversant une urine chargée de sucre.

L'évaluation par le polarimètre donne des résultats certains pour des teneurs supérieures à 0,4 p. 100, à condition que l'urine ne contienne pas de substances lévogyres comme l'albumine ou l'acide oxybutyrique (dans le diabète grave), auxquels cas on aurait un chiffre trop faible. Les urines foncées devront être décolorées par le noir animal ou mieux par l'acétate de plomb (10 centimètres cubes pour 90 d'urine).

Une évaluation approximative est fournie par la *mesure du poids spécifique de l'urine avant et après la fermentation alcoolique* (Méthode de Roberts).

Expérience. — On évalue le poids spécifique de l'urine dans une éprouvette à pied, de la manière habituelle, au moyen d'un uréomètre fin, et on note la température.

Puis on ajoute un morceau (1) de levûre de bière fraiche, on le divise en agitant et on recouvre l'éprouvette avec une feuille de papier à filtrer et un cristallisoir retourné.

La fermentation est terminée à la température des

(1) Pour un volume d'urine de 150 centimètres cubes un morceau du volume d'une noix à peu près. Dans les recherches très exactes on se sert de un demi à 1 gramme de levûre bien lavée et séchée à l'air.

appartements (20 à 24° C.) en vingt-quatre ou quarante-huit heures. On le reconnaît à ce que l'urine, trouble auparavant, est devenue beaucoup plus transparente (le développement de gaz et la formation d'écume cessent, et la levûre se précipite en grande partie sous forme d'un sédiment pulvérulent) ou, plus sûrement encore, à ce que les réactions du sucre manquent dans une partie du liquide prélevée au moyen d'une pipette.

On enfonce alors l'uréomètre avec beaucoup de précaution, de telle sorte que le sédiment de levûre ne monte pas à la surface, on lit et évalue la température. Si celle-ci est plus élevée qu'auparavant, on ajoute au poids spécifique de l'urine, après la fermentation, le nombre 0,0003 (1/3 de degré de l'uréomètre) pour chaque différence de température d'un degré. Si au contraire la température est inférieure, on retranche ce même nombre. *On obtient la teneur demandée en soustrayant le poids spécifique ainsi corrigé du poids spécifique de l'urine avant la fermentation et en multipliant la différence par le nombre 230.*

En comparant la méthode de fermentation avec les autres méthodes quantitatives, on a trouvé qu'une différence de densité de 0,001 correspondait exactement à une teneur en sucre de 0,230. Il s'ensuit que la teneur de l'urine étant X, la différence de densité avant et après la fermentation $= D$, on a l'équation $X : D = 0,230 : 0,001$; donc $X = D \dfrac{0,230}{0,001}$.

La méthode permet d'estimer exactement une teneur en sucre supérieure à 0,2 p. 100 et avec une minutieuse lecture (en appréciant sur l'uréomètre une différence de 1/2 degré) une teneur de 0,1 p. 100.

§ 21. — RÈGLES GÉNÉRALES POUR LA RECHERCHE DU SUCRE
DANS L'URINE.

1. On évalue le poids spécifique autant que possible dans un mélange de l'urine des vingt-quatre heures.

Ce poids est supérieur à 1,020 et la quantité dans l'espace indiqué se montre aussi au-dessus de la normale : diabète vraisemblable.

2. On pratique la preuve de Trommer de la manière habituelle.

a. L'urine dissout beaucoup d'oxyde de cuivre, le réduit et donne un précipité d'oxydule de cuivre :

Le sucre existe au-dessus de 0,2 p. 100.

(Passer à 4.)

b. L'urine dissout beaucoup d'oxyde de cuivre, le réduit, mais ne donne aucun précipité d'oxydule de cuivre :

Il existe une substance réductrice en quantité plus grande que normalement, cette substance est peut-être du sucre.

(Passer à 3.)

3. On pratique la preuve de Nylander.

a. Le résultat est peu marqué ou nul :

L'urine ne contient pas de sucre ou n'en contient que des traces non rares dans les urines normales.

b. Il y a un précipité abondant, c'est-à-dire que la liqueur devient noire et opaque après une ébullition de 2 à 3 minutes :

Le sucre existe en quantité anormale.

(Passer à 4.)

4. La présence du sucre étant démontrée par un

des deux précipités indiqués (glycosurie, melliturie)
peut être symptomatique de l'arrêt de la sécrétion
lactée chez les accouchées ou les nourrices (sucre
de lait, lactosurie), d'un usage exagéré du sucre
(glycosurie physiologique), de divers empoisonne-
ments ou d'autres états morbides (maladies infec-
tieuses, affections du cœur ou des poumons, cirrhose
hépatique, troubles nerveux, etc.).

De plus, après l'ingestion de certains produits,
comme le camphre, la térébenthine, la kairine, le
nitrotoluol, le chloral, il peut passer dans l'urine
différents corps susceptibles d'abandonner une substance réductrice analogue au sucre, l'acide glyco-
surique $C^6H^{10}O^7$.

Le précipité dû au sucre est dans tous ces cas une
manifestation *éphémère :* glycosurie transitoire.

5. Au contraire, le précipité n'est point sous la
dépendance des causes mentionnées tout à l'heure
(4) ; il se montre d'une façon stable par l'usage d'une
nourriture mixte, diminue ou disparaît par l'alimentation animale, augmente par une nourriture hydro-
carbonée : diabète sucré.

6. Nous avons, en commençant, admis que le résultat positif de l'épreuve de Trommer constituait
une preuve de la présence du sucre de raisin dans
les urines ; comme il a été également mentionné
plus haut, ceci repose simplement sur ce fait expérimental que dans de telles urines les réactions disparaissent par l'action de la levûre de bière à 20 à
24° C. prolongée pendant quarante-huit heures. Le
sucre de raisin est en effet la seule partie constituante de l'urine connue qui soit à la fois réduc-

trice et susceptible de fermenter par la levûre.

Ce moyen de contrôle simple, la fermentation, peut être dans un certain nombre de cas utile à pratiquer.

On s'assurera alors de la rigueur des conditions de l'expérience (efficacité de la levûre, etc.) par une recherche comparative pratiquée parallèlement avec de l'urine normale additionnée de sucre.

Les processus de putréfaction, qui s'établissent volontiers dans les urines faiblement acides ou alcalines et entravent la fermentation alcoolique, seront enrayés par l'addition de quelques gouttes de solution d'acide tartrique à 10 p. 100.

Dans les cas de *simulation du diabète* par addition de *sucre de canne* à l'urine, celle-ci a un poids spécifique élevé, dévie le polarimètre à droite, mais ne devient réductrice que par l'ébullition avec les acides minéraux étendus. L'*addition de sucre de raisin du commerce* qui contient toujours de la dextrine sera reconnue à ce fait, que le pouvoir rotatoire de l'urine est supérieur à la teneur correspondante en sucre obtenue par le titrage.

VII

ACÉTONE ET ACIDE DIACÉTIQUE.
LEUCINE ET TYROSINE.

---

§ 22. — Acétone CH^3COCH^3.

Liquide volatil, dont l'odeur rappelle celle de certains fruits. Se trouve dans l'urine surtout quand les albuminoïdes sont détruits en plus grande quantité (diabète, fièvre, diète animale et jeûne chez l'homme sain).

Recherche d'après l'essai de Légal : on traite l'urine par 2 à 3 gouttes d'une solution concentrée et récemment préparée de ferrocyanure de potassium et quelques gouttes de lessive de soude. Elle prend alors une coloration rouge pourpre qui vire après quelques minutes au jaune. *Si à ce moment on fait couler avec précaution 2 à 3 gouttes d'acide acétique, de façon qu'il n'y ait point mélange avec la liqueur,* il se forme, à la limite, une coloration rouge carmin ou pourpre qui, au bout de quelques heures, devient gris bleu sale par formation de bleu de Prusse; réaction caractéristique de l'acétone.

La caractéristique de cet essai n'est pas en effet la

coloration rouge dans une solution alcaline (car la même chose a lieu avec une autre partie constituante de l'urine, la créatinine), mais la reproduction de cette teinte par l'acide acétique.

§ 23. — ACIDE DIACÉTIQUE (*acéto-acétique*).

$$CH^3CO — CH^2COOH.$$

Il se décompose très facilement en acétone et en acide carbonique, se comporte vis-à-vis de l'essai de Légal comme l'acétone elle-même, et donne avec le perchlorure de fer en solution aqueuse ou éthérée une coloration rouge de Bordeaux qui disparait au bout de quelque temps par suite de la décomposition indiquée (réaction de Gerhardt).

Ce produit se rencontre dans la plupart des cas graves de diabète (surtout lors de coma diabétique), tantôt après chaque repas, tantôt après l'alimentation animale seulement; on le voit très rarement dans les cas de fièvre élevée et de lésions nerveuses des adultes; il est plus fréquent chez les enfants.

Recherche dans l'urine : on traite celle-ci par 1 à 2 gouttes de perchlorure de fer liquide, on sépare par filtration le précipité blanc jaunâtre de phosphates terreux, et ajoute encore une fois un peu de perchlorure de fer : s'il se montre alors une coloration rouge violet allant jusqu'au rouge de Bordeaux, la présence d'acide diacétique est vraisemblable. Mais comme l'acide sulfocyanique, l'acide formique, l'acide acétique, l'acide salicylique et les produits de transformation de la kairine, de la thalline, de l'antipyrine, etc., donnent des composés ferriques semblablement colorés, il est nécessaire, pour avoir une preuve certaine, de pratiquer les deux réactions de contrôle suivantes avec une nouvelle portion d'urine. *Tout d'abord on portera le liquide précédent à l'ébullition et on le traitera comme tout à l'heure par le perchlorure de fer après refroidissement :* la coloration rouge ne doit plus se produire alors, car l'acide diacétique est détruit par l'ébullition.

Pour faire la seconde preuve on acidifie l'urine avec de l'acide sulfurique dilué ; on agite avec de l'éther et ajoute quelques gouttes de perchlorure de fer: si l'éther se colore en rouge de Bordeaux, et que la coloration disparaisse après quarante-huit heures au plus, il s'agit d'acide diacétique.

Dans ce second essai, l'acide diacétique est mis en liberté de ses compositions salines par l'acide sulfurique et passe dans l'éther.

§ 24. — Leucine et tyrosine.

Se rencontrent fréquemment dans l'atrophie jaune aiguë du foie et l'empoisonnement par le phosphore; rarement dans le typhus grave, la variole, l'anémie pernicieuse.

La leucine se dissout assez facilement dans l'eau et cristallise de ses solutions impures en sphères ou en masses bosselées de teinte mate ; celles-ci paraissent formées par l'agrégat de petites lamelles, comme le prouve la présence fréquente d'une striation radiée ou d'anneaux concentriques. Elles se distinguent : des gouttes de graisse par la faiblesse de leur pouvoir réfringent et leur insolubilité dans l'éther; de l'urate d'ammonium par la manière dont elles se comportent vis-à-vis des acides.

4.

La tyrosine se dissout difficilement dans l'eau froide, plus facilement dans les acides et les alcalis. Elle cristallise en aiguilles fines réunies en touffes et en gerbes; ou bien en boules dont on reconnaît toujours la structure (agglomération d'aiguilles). Avec le réactif de Millon et la chaleur, elle donne une belle coloration rouge.

La leucine ne se trouve presque jamais dans l'urine comme sédiment, la tyrosine rarement. Mais ces deux corps peuvent se déposer dans la plupart des cas lorsqu'après avoir concentré l'urine par évaporation, on la filtre et la traite par l'acétate de plomb. En débarrassant le filtrat du plomb par l'hydrogène sulfuré, et en le concentrant, on obtient un dépôt où l'on pourra aisément rechercher les caractères microscopiques et chimiques de la leucine et de la tyrosine.

VIII

PARTIES CONSTITUANTES DE L'URINE INORGANIQUES ET FORTUITES.

---

§ 25. — Hydrogène sulfuré.

L'hydrogène sulfuré se forme dans la vessie par fermentation du pus, du sang, etc., ou bien provient de l'intestin. Il se reconnaît à son odeur, qui apparaît surtout quand on chauffe modérément l'urine, ainsi que la coloration brune ou noire que l'on obtient en exposant à l'embouchure du tube à essai une bande de papier contenant du plomb (carte de visite), humectée d'ammoniaque.

La coloration ne se produit que sur les bords pour une tumeur modérée en hydrogène sulfuré. On évitera de trop chauffer l'urine parce que SH^2 peut se former alors par réduction des sulfates de l'urine sous l'influence des substances organiques qu'elle contient.

§ 26. — Chlorures.

Estimer les oscillations pathologiques dans l'excrétion des éléments constituants normaux de l'urine nécessite des méthodes compliquées et n'a donc de valeur que si l'on agit sur la masse totale de l'urine des vingt-quatre heures et qu'on suive en même temps avec précision la quantité et la composition des aliments et des excreta. Les chlorures seuls (ClNa, ClK) font exception, car ils montrent dans toutes les affections aiguës fébriles une si frappante diminution (notamment au fastigium de la pneumonie croupeuse où ils disparaissent presque complètement), que celle-ci peut être reconnue sans procédés complexes par une réaction très simple.

Recherche des chlorures. On acidifie fortement l'urine par l'acide nitrique, et l'on ajoute quelques gouttes d'une solution de nitrate d'argent : si l'urine contient une grande quantité de chlorures, on obtient un précipité de chlorure d'argent épais, caséiforme ; si elle n'en contient que peu, un simple trouble laiteux.

Les autres sels d'argent, en particulier le phosphate d'argent, sont maintenus en solution par l'acide nitrique.

§ 27. — PARTIES CONSTITUANTES FORTUITES.

1. *Chlorate de potassium.*

On chauffe l'urine avec un quart de son volume d'acide chlorhydrique concentré ; elle montre d'abord une coloration allant du rouge au violet, par décomposition de l'indican, puis, s'il y a de l'acide chlorique, devient jaune ou tout à fait incolore.

On peut reconnaître par cette réaction jusqu'à 0,01 p. 100 de chlorate de potassium. Dans l'expérience qui précède, l'acide chlorique est mis en liberté par l'acide chlorhydrique, et se décompose en donnant du chlore dont une partie détruit les matières colorantes de l'urine et dont le reste se dégage sous forme de gaz. Celui-ci peut être reconnu s'il est en quelque quantité, soit à son odeur propre, soit à la décoloration que présente alors un papier de tournesol tenu dans l'embouchure du tube à essai.

Les *bromates* donnent une réaction analogue.

2. *Iodures de potassium et de sodium.*

a. *On traite l'urine par quelques gouttes d'empois d'amidon* (1), *et l'on verse dessus avec précaution de l'acide azotique concentré de coloration jaune :*

Sous l'influence de l'iode il se produit à la limite de séparation des deux liquides un anneau bleu foncé, passager.

On peut reconnaitre par ce procédé jusqu'à 0,001 p. 100 d'iodure de potassium ; aussi en ajoutant aux médicaments de petites quantités de ce composé (0^{gr},1 à 0^{gr},2) aura-t-on un moyen de contrôle précieux pour s'assurer que le malade les a pris.

b. *On traite l'urine par* 5 *à* 10 *gouttes d'acide azotique concentré de coloration jaune, et* 1 *à* 2 *centimètres cubes de chloroforme, et l'on agite plusieurs fois en bouchant le tube avec le pouce :* en présence de l'iode, le chloroforme qui a regagné le fond du tube prend une belle couleur violette.

Un peu moins sensible que la réaction précédente ;

(1) Préparé en faisant bouillir 1 gramme d'amidon et 30 à 50 grammes d'eau.

dans les deux cas l'iode est mis en liberté de ses composés par le peroxyde d'azote NO^2 (que contient l'acide nitrique de coloration jaune); il se dissout dans le chloroforme ou se combine à l'empois en formant de l'iodure d'amidon.

3. *Bromures de potassium ou de sodium.*

On traite l'urine par un peu d'une solution de chlorure de calcium et d'acide chlorhydrique, ou bien par l'eau chlorée, puis on ajoute 1 centimètre cube de chloroforme et termine comme pour 2 *b* :

En présence du brome le chloroforme se colore en jaune.

La réaction n'est plus sensible au-dessous de 0,5 à 0,1 de bromure de potassium.

4. *Chloroforme.*

L'urine qui contient du chloroforme *réduit* le réactif de Trommer, mais pas celui de Nylander.

5. *Glycérine.*

L'urine qui contient de la glycérine dissout l'oxyde de cuivre, mais ne le réduit pas.

6. *Phénol. (Acide carbolique.)*

L'urine qui contient du phénol donne, par le *perchlorure de fer*, une coloration violet brun, et par la chaleur et le *réactif de Millon* une coloration rouge pourpre; cette dernière réaction est de beaucoup la plus sensible; mais les deux ne sont point caractéristiques du phénol seul (comp. § 27, 7 et § 7, 7).

7. *Acides salicylique et salicylurique.*

On traite l'urine par quelques gouttes de perchlorure de fer; tandis que dans l'urine normale on n'obtient qu'un précipité jaune de phosphate de fer, on produit en présence de l'acide salicylique une coloration violette intense.

Pour de très faibles quantités (au-dessous de 0,008) on acidifie l'urine avec de l'acide chlorhydrique, on l'agite avec de l'éther, et pratique la réaction dans celui-ci.

L'acide salicylique, comme l'iodure de potassium, peut servir à *contrôler l'ingestion des médicaments* grâce à la facilité de sa recherche et à son innocuité relative à faible dose.

La réaction ne réussit que si le *perchlorure de fer est aussi neutre que possible,* parce que les acides libres décomposent le salicylate de fer. La même chose a lieu pour le phénol.

Pour les autres substances donnant des sels de fer colorés comp. § 23 acide diacétique.

8. *Tannin.* (*Acide digallique.*)

Il apparaît dans l'urine en partie sous forme d'acide gallique; les deux acides se colorent par le *perchlorure de fer* en bleu foncé allant jusqu'au bleu noir; ils deviennent bruns sous l'influence des *alcalis,* par oxydation progressive.

9. *Acide chrysophanique* (*Dioxyméthylanthraquinone*).

Se rencontre dans l'urine à la suite de l'usage de
rhubarbe ou de séné. Se colore en rouge par les
alcalis et donne avec les *sels de calcium* des précipités rouges.

L'acide chrysophanique, *à l'inverse d'une substance
colorante qui apparaît dans l'urine après l'usage de la
santonine* et qui donne les mêmes réactions, se dissout
dans l'éther et y donne la coloration rouge décrite, par
addition de lessive de soude.

10. *Baume de Copahu.*

Après l'usage de ce médicament l'urine devient
lévogyre et *réduit fortement l'oxyde de cuivre, mais
pas l'oxyde de bismuth*. Elle se trouble lors de l'addition d'un acide minéral (HCl), par séparation
d'acides aromatiques et se colore en même temps,
d'abord en rouge pourpre, puis en violet.

La chaleur et l'addition de substances oxydantes,
par exemple, le chlorure de calcium, favorisent la
réaction.

11. *Alcaloïdes.*

Ceux-ci donnent avec l'*acide acétique* et l'*iodohydrargyrate de potassium* des précipités qui contrairement à l'albumine, la peptone et la mucine,
sont solubles dans l'alcool.

La recherche des alcaloïdes en particulier nécessite
des opérations trop complexes pour pouvoir trouver
place ici.

IX

SÉDIMENTS.

---

§ 28. — Sédiments non organisés.

A. — Dans l'urine acide.

1. *Acide urique et sels uratiques. (Sédiments uratiques.)*

Poudre jaune d'argile ou rouge clair (*sedimentum lateritium*), souvent adhérente aux bocaux à urine, et composée de sels uratiques acides (urates de la formule générale $C^5H^3N^4O^3M$, principalement urate de sodium). Sa couleur est due aux matières colorantes de l'urine qui se déposent en même temps.

Caractères microscopiques :

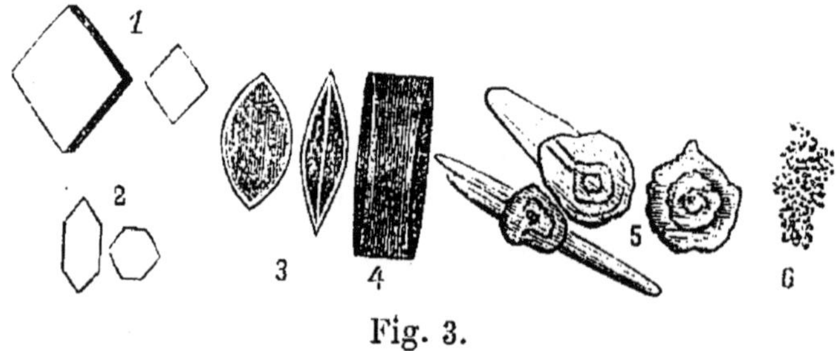

Fig. 3.

Les urates du sédiment constituent de *fines granulations* qui se réunissent en tas ou en séries ramifiées comme les arborescences des mousses, et qui n'offrent au microscope aucune coloration appréciable (fig. 3, 6).

Dans l'infarctus uratique des nouveau-nés et dans les concrétions goutteuses on trouve l'urate de sodium sous forme de fines aiguilles ou de prismes.

L'acide urique se trouve surtout à l'état de cristaux de couleur jaune et d'apparence très variable. La forme fondamentale est la table rhomboédrique à quatre pans (fig. 3, 1). Les *tables à six pans* en dérivent par abrasion des angles aigus (fig. 3, 2), tandis que l'arrondissement des angles obtus produit des *tables elliptiques (en forme de pierre à aiguiser* (fig. 3, 3). Ces cristaux en forme de pierre à aiguiser apparaissent comme des prismes à angles droits quand ils sont couchés sur leurs côtés curvilignes (fig. 3, 4) ; ils s'entre-croisent fréquemment ou se traversent à deux ou à plusieurs (*en forme de rosette*), enfin on les voit encore se grouper, accolés par leurs faces les plus larges, le cristal le plus volumineux occupant le milieu du groupe (*en forme de tonneau*). On peut rencontrer aussi des *tables carrées* et des amas de boules (*en forme de haltères*), ainsi que des images de forme très irrégulière souvent munies d'excroissances en pointe (fig. 3, 5), Ces dernières se produisent lors de la décomposition rapide de l'acide urique et par conséquent dans les cas où l'urine offre une grande tendance à engendrer ce phénomène ; elles prédisposent par là facilement à la formation des calculs rénaux (Ultzmann).

Propriétés chimiques :

1. Les urates se dissolvent par la chaleur, facilement même avant le début de l'ébullition.

2. Les urates se dissolvent par addition d'acide acétique, et l'on voit apparaître à leur place, après quelque temps, des cristaux d'acide urique bien formés (le plus souvent tables carrées ou rhomboèdres à quatre ou six pans).

3. L'acide urique se dissout par l'addition des alcalis (lessive de soude).

4. Les urates et l'acide urique donnent la réaction de la murexide :

On verse une portion du sédiment à essayer dans une petite capsule en porcelaine. On y ajoute quelques gouttes d'acide nitrique concentré et l'on chauffe sur une petite flamme. Le sédiment se dissout alors en donnant lieu à un bruissement. Si l'on évapore avec précaution jusqu'à siccité, il reste une tache jaune ou pelure d'oignon qui, humectée avec une trace d'ammoniaque, devient rouge pourpre. Traitée par la lessive de potasse ou de soude, elle se montre d'un beau violet ou bleue. Enfin, cette couleur disparaît par la chaleur, contrairement à ce qui a lieu pour la xanthine ou la guanine.

2. *Oxalate de calcium* (CaC_2O_4).

Se précipite souvent très lentement à cause de sa légèreté et, par là, demeure souvent méconnu.

Caractères microscopiques :

L'oxalate de calcium se montre, isolé ou mélangé à d'autres sédiments, sous deux formes :

1. *En octaèdres brillants, souvent très petits (en*

forme d'enveloppe de lettre, fig. 4, 1); plus rarement en *prismes* plus longs *avec des extrémités pyramidales* (fig. 4, 2, combinaison de l'octaèdre avec le prisme). Les octaèdres bien formés sont caractéris-

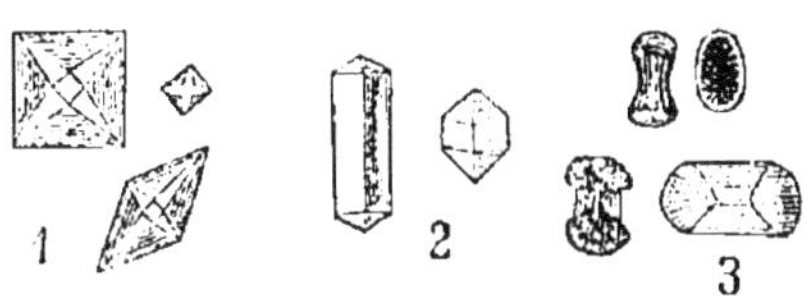

Fig. 4.

tiques de l'oxalate de calcium, les autres aspects peuvent être confondus avec le phosphate ammoniaco-magnésien.

2. *En cristaux ronds ou ovales* avec une fine striation radiée, et une fossette centrale ou avec un étranglement qui leur donne l'apparence d'un sablier (*forme sphéroïde*, fig. 4, 3). Ces formes rares ne sont pas caractéristiques et peuvent être confondues avec le carbonate de calcium, l'acide urique et l'urate d'ammonium.

Propriétés chimiques :

L'oxalate de calcium est insoluble dans l'acide acétique, soluble dans les acides minéraux (acide chlorhydrique).

B. — Dans l'urine faiblement acide (amphotérique).

(Rare.)

1. *Phosphate dicalcique* (phosphate neutre de calcium $CaHPO^4 + 2H^2O$).

Cristaux cunéiformes réunis en gerbes ou en

rosette (fig. 5, 1); ils sont souvent très petits et si intimement pressés que leur structure est difficile à reconnaitre.

Facilement soluble dans l'acide acétique.

2. *Phosphate ammoniaco-magnésien* (voir C, 2).

C. — **Dans l'urine alcaline.**

1. *Phosphates terreux.*

Phosphates tricalcique et trimagnésien (phosphates basiques de calcium et de magnésium, $Ca^3(PO^4)^2$ et $Mg^3(PO^4)^2$).

Grains amorphes, petits, isolés ou réunis en blocs très transparents, de forme indéterminée ou en boules ressemblant à des cellules (fig. 5, 2).

Facilement solubles dans l'acide acétique.

2. *Phosphate ammoniaco-magnésien.*

(Triple phosphate, $NH^4MgPO^4 + 6H^2O$).

Gros prismes à 3 à 4 à 6 pans avec des extrémités obliques (en couvercle de cercueil, fig. 5, 3).

Sédiment ordinaire de la fermentation alcaline de l'urine.

Facilement soluble dans l'acide acétique.

3. *Urate d'ammonium.*

Boules volumineuses, le plus souvent colorées en jaune sombre, et agrégats de boules munis fréquemment de petites pointes cristallines (en forme de pomme épineuse), plus rarement aiguilles bien formées réunies en boules (fig. 5, 4).

Sédiment fréquent de la fermentation alcaline de l'urine.

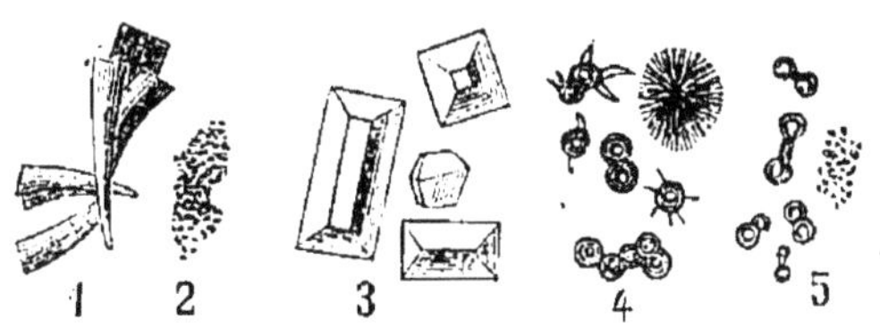

Fig 5.

Soluble dans l'acide acétique (on voit apparaître au bout d'un certain temps à sa place des cristaux d'acide urique); très difficilement soluble dans l'eau.

4. *Oxalate de calcium.*

(Voir A, 2.)

D). — Sédiments rares.

1. *Sulfate de calcium* $CaSO^4 + 2H^2O$.

Longs prismes ou tables très allongées, tronquées le plus souvent très obliquement à leurs extrémités; isolés ou réunis en arborescences.

Insoluble dans l'acide acétique, difficilement soluble dans les acides minéraux et l'eau.

2. *Carbonate de calcium* $CaCO^3$.

Amorphe ou cristallisé en boules et agrégats de boules (en forme de biscuit ou de haltère, fig. 5,5); ou bien encore en pellicules chatoyantes nageant à la surface de l'urine.

Facilement soluble dans l'acide acétique avec développement d'acide carbonique (il se forme alors des bulles). Élément normal de l'urine des herbivores.

3. *Phosphate trimagnésien cristallisé* $Mg^3 (Po^4)^2 + 22 H^2O$.

Grandes tables unies, très réfringentes en rhombes allongés.
Facilement soluble dans l'acide acétique.

4. *Cystine.*

Tables incolores, à six pans. Insoluble dans l'acide acétique, soluble dans les acides minéraux et les alcalis. Soluble aussi dans l'ammoniaque, ce qui la distingue ainsi facilement de l'acide urique.

5. *Tyrosine.*

Aiguilles fines réunies en boules ou en gerbes. Comp. § 24.

6. *Acide hyppurique.*

Aiguilles ou rhombes en prisme ou en colonnette. Pourrait être confondu avec le phoshate ammoniaco-magnésien et l'acide urique; mais se différencie du premier par son insolubilité dans l'acide acétique, et du second par l'absence de la réaction de la murexide.

7. *Bilirubine.*

Granulations amorphes, jaunes, ou aiguilles et feuillets jaunes. A été rencontrée à l'intérieur des corpuscules de pus ou des gouttes de graisse.

8. *Hémoglobine.*

Amorphe ou contenue à l'état cristallin dans les cylindres urinaires.

9. *Graisse.*

Gouttelettes fortement réfringentes, circulairement arrondies, solubles dans l'éther. Répandent l'odeur d'acroléine quand on les chauffe sur une lame de platine.

Dans la *lipurie* on ne trouve que de la graisse dans l'urine; dans la *chylurie* il s'y joint de l'albumine; ces deux affections sont donc faciles à distinguer.

10. *Bleu d'indigo.*

Feuillets bleus ou aiguilles disposées en étoiles et contournées.

§ 29. — Sédiments organisés.

1. *Le mucus* se trouve dans l'urine, mi-partie dissous (ou mieux très fortement gonflé par imbibition), mi-partie sous forme d'un trouble nuageux qui se dépose en sédiment.

Examiné au microscope, le mucus constitue le plus souvent une masse transparente, qui n'est rendue appréciable que par les éléments étrangers qu'elle emprisonne (sédiments urinaires, épithéliums, corpuscules du pus, etc...). Ces coagulums de mucus sont généralement rubanés (offrant souvent par là une ressemblance éloignée avec les cylindres urinaires), et deviennent beaucoup plus nets par addition d'acide acétique.

2. *Les corpuscules de pus* (corpuscules blancs du sang) constituent, lorsqu'ils sont en quelque quantité, un sédiment jaunâtre. Si l'urine est acide ou neutre, leur forme est conservée ; mais si elle est alcaline (fermentation alcaline), ils se trouvent gon-flés par l'ammoniaque. Cette transformation, qui s'opère déjà le plus souvent dans la vessie, donne naissance à une masse amorphe, vitreuse, à l'examen microscopique de laquelle on ne reconnaît plus que des produits de destruction et des noyaux libres. Quand on transvase l'urine, le dépôt purulent s'écoule sous forme d'une masse gélatiniforme et filante.

L'accolement des cellules du pus par l'intermédiaire d'une substance muqueuse produit des apparences filiformes (filaments de la blennorrhagie).

L'urine purulente contient toujours de l'albumine.

3. *Les corpuscules rouges du sang* sont le plus souvent gonflés et pâles dans l'urine.

4. *Epithéliums.*

Arrondis.	E. des canalicules urinaires.
Aplatis, volumineux, poly-gonaux.	E. des couches superficielles des voies urinaires.
Arrondis, munis le plus souvent de prolongements.	E. des couches profondes des voies urinaires.
5. *Cylindres urinaires.*	(Moules des canalicules urinaires.)
Cylindres épithéliaux.	Revêtement épithélial desquamé des canalicules urinaires.

5.

Cylindres hématiques.   Corpuscules rouges du sang accolés par de la fibrine après tubulhématie.

Cylindres granuleux. }
Cylindres hyalins. } Produits d'exsudation coagulés dans les canalicules urinaires.
Cylindres cireux. }

6. *Spermatozoïdes.*

7. *Fragments de néoplasmes.*

8. *Microorganismes* (Schyzomycètes, champignons de la levûre et des moisissures, parasites).

§ 30. — Analyse des sédiments.

1. *Mode opératoire.* — On enfonce dans le sédiment une pipette ou un tube de verre étiré à la lampe, en les fermant par leur partie supérieure à l'aide du doigt; puis on laisse rentrer l'air, et on ferme de nouveau quand on a recueilli une portion suffisante du dépôt. On retire le tube, toujours fermé, en laissant écouler l'urine qui lui adhère extérieurement, et verse, en enlevant encore une fois le doigt, une quantité convenable du sédiment dans un tube à essai ou sur un porte-objet.

Si le dépôt est peu abondant dans le bocal à urine, on commence par décanter l'urine, et l'on verse le reste dans un verre à expérience ou dans un tube à essai de manière que le sédiment se dépose à nouveau.

Il convient de recueillir toujours en différents points du dépôt des portions qu'on étudiera successivement.

En outre il est souvent bon, lorsqu'on désire établir un diagnostic certain, d'examiner l'urine non seulement immédiatement après son émission, mais encore après un assez long repos. Pareillement, lorsqu'on soupçonne une affection des voies urinaires, on devra essayer séparément les premières portions émises (quelques cuillerées à soupe) et celles qui viennent ensuite.

2. *Essai chimique.* — Pour s'orienter rapidement dans les parties constituantes principales d'un sédiment, on pratiquera quelques réactions préalables dans un tube à essai, ou un verre de montre si la quantité est minime, en ajoutant au besoin un peu d'eau.

On chauffe le sédiment.
- Il se dissout facilement. . Urates.
- Il ne se dissout pas. On ajoute quelques gouttes d'acide acétique fort :
  - Il se dissout.
    - Phosphates terreux.
    - Carbonates terreux.
    - Triple phosphate.
    - Urate d'ammonium. (Ne se dissout que lentement.)
  - Il ne se dissout pas. .
    - Acide urique.
    - Oxalate de calcium.
    - Sédiments organisés.

On obtient des renseignements plus certains par :
3. *L'essai micro-chimique.*

En étudiant les préparations on reconnaît déjà par les caractères précis de leurs formes la plupart des composés de sédiment ; pour ceux dont les formes ne sont point caractéristiques on a recours aux réactions chimiques. Pour cela, on porte une petite goutte de réactif sur le bord de la lamelle, et l'on examine les modifications que produit sa pénétration progressive dans le champ de la préparation. Pour éviter une pénétration trop lente, on placera un petit morceau de papier à filtrer à l'extrémité opposée du couvre-objet,

1. Une goutte d'acide acétique concentré dissout :

a) Comme composés cristallisés :

Le triple phosphate.

L'urate d'ammonium lentement avec apparition ultérieure d'acide urique).

b) Comme composés amorphes :

Les phosphates terreux.

Les carbonates terreux (avec formation de bulles).

Les urates (avec apparition ultérieure d'acide urique).

2. Une goutte d'acide chlorhydrique ajoutée à la préparation précédente et comparativement à une autre dissout (en dehors des corps déjà mentionnés):

L'oxalate de calcium.

3. Restent indissous par les acides acétique et chlorhydrique :

L'acide urique ;

La plupart des sédiments inorganiques rares et des sédiments organisés.

X

CONCRÉTIONS URINAIRES.

§ 31. — Classification d'après leur composition chimique.

1. *Concrétions de cystine.* Lisses, jaune mat, pas très dures et rares.

2. *Concrétions oxaliques.* Constituées par de l'oxalate de calcium ; les petites sont lisses et brun pâle (volume d'un grain de chènevis), les grosses bosselées ou dentelées et souvent brun foncé, couleur due à la matière colorante du sang (calculs mûriformes). Très dures.

3. *Concrétions uratiques.* Composées d'acide urique seul ou uni à des urates. Elles sont le plus souvent lisses et colorées en jaune allant jusqu'au brun rouge. Les calculs qui ne se composent que d'urate d'ammonium (chez les

4. *Concrétions phosphati-ques.*

enfants) sont petits, mous, jaune clair.

Composées de phospha-tes terreux et de triple phosphate ; raboteuses comme du sable blanc-grisâtre, et souvent faciles à effriter.

5. *Concrétions mixtes.*

Constituées par des cou-ches de composition diffé-rente. Le plus souvent le noyau se compose d'a-cide urique ou d'oxalate (formation calculeuse pri-mitive), et les couches périphériques de phos-phates terreux ou de tri-ple phosphate (formation calculeuse secondaire).

§ 32. — RECHERCHE DES CONCRÉTIONS.

S'il s'agit d'une petite concrétion, on la pulvérise ; si l'on a affaire au contraire à un gros calcul, on le scie, et l'on prend pour les essayer des fragments de la partie centrale et de la partie périphérique.

1. On chauffe une portion de la poudre à étudier sur une lame de platine, jusqu'à ce que celui-ci commence à rougir.

a) La poudre brûle et ne laisse aucun résidu ou

un résidu insignifiant.   Acide urique.

Cystine.

Brûle avec une flamme vert
bleuâtre et en dégageant une
odeur analogue à celle de l'a-
cide prussique.)

Urate d'ammonium.

Autres urates.

(Laissent quelque résidu.)

b) La poudre ne brûle
pas ou ne brûle qu'in-
complètement (elle noir-
cit), et laisse un résidu
très net.   Oxalate de calcium.

(Le résidu touché avec un
acide bouillonne.)

Phosphates terreux.

Triple phosphate.

2. Une autre portion de la poudre à étudier est
chauffée quelque temps avec de l'acide chlorhydrique étendu d'eau. On laisse refroidir pour séparer la petite quantité d'acide urique dissous.

a) La poudre ne se dis-
sout point.   Acide urique.

(A démontrer par la réaction
de la murexide.)

b) La poudre se dis-
sout.   Cystine.

Carbonate de calcium.

(Dégagement de gaz.)

Oxalate de calcium.

Phosphates terreux.

Triple phosphate.

Traces d'acide urique.

Pour séparer maintenant les substances dissoutes, on étend fortement la solution, on la sursature d'ammoniaque, et on l'acidifie faiblement à nouveau par l'acide acétique :

Restent dissous: Les phosphates terreux et le triple phosphate.

Se séparent après quelque temps :

L'oxalate de calcium (amorphe ou cristallisé, insoluble dans l'ammoniaque).

La cystine (tables à six pans, soluble dans l'ammoniaque).

Le phosphate de fer (précipité floconneux ne se produisant le plus souvent que si l'on s'est servi d'acide chlorhydrique contenant du fer).

XI

TUBE DIGESTIF.

§ 33. — Salive.

La salive a normalement un *poids spécifique* de 1,002 à 1,006.

Sa *réaction* est normalement alcaline; dans le diabète sucré, la fièvre et les divers troubles de la digestion elle peut devenir acide.

La salive ne contient normalement que des traces d'albumine coagulable; dans la salivation iodique ou mercurique cette teneur en albumine augmente.

La salive contient de plus fréquemment (mais non pas constamment) du *sulfocyanure de potassium* et se colore alors, par addition de quelques gouttes d'acide chlorhydrique et d'un peu de solution étendue de perchlorure de fer, en rouge plus ou moins accentué pouvant aller jusqu'à la teinte rouge sang (formation de sulfocyanure de fer) :

$$6KSCN + Fe^2Cl^6 = Fe^2(SCN)^6 + 6KCl.$$

Agitée avec de l'éther la liqueur se décolore; l'éther, par contre, prend une teinte rouge. Cette réaction, rapprochée du poids spécifique et de la faible teneur en albumine, peut servir à distinguer la salive avalée, puis rejetée (vomissements aqueux), de vomissements d'autre sorte.

Les calculs salivaires et dentaires se composent de carbonate de calcium et d'un peu de phosphate de calcium ; ils se dissolvent dans les acides acétique et chlorhydrique avec effervescence.

§ 34. — CONTENU DE L'ESTOMAC.

(Évacué par la pompe stomacale ou les vomissements.)

1. *Essai de l'acide chlorhydrique libre.*

On a proposé à cet effet un grand nombre de réactions. Toutes reposent sur ce principe que les acides minéraux jouissent de la propriété de modifier certaines substances colorantes en dilution beaucoup plus grande que les acides organiques. Les réactions les plus usitées sont les suivantes :

a. **Réaction avec le papier de Congo.**

Le rouge de Congo bleuit sous l'influence des acides libres, mais pas sous l'influence des sels acides. L'acide chlorhydrique à 0,05 p. 100 et au-dessus le colore en bleu sombre intense. Les acides organiques que l'estomac peut contenir (acides lactique, acétique, butyrique) ne donnent dans la proportion de 0,5 p. 100 qu'une coloration faible ; on n'obtient une teinte bleu foncé que pour une proportion supérieure. Or de telles proportions ne se rencontrent point dans l'estomac, parce que les fermentations qui engendrent ces acides s'arrêtent dès que ceux-ci se trouvent produits en quantité modéréc. Si l'on obtient donc une coloration bleu intense avec le contenu stomacal, on peut considérer la présence d'acide chlorhydrique libre comme démontrée. Le plus simple est de faire la réaction avec des papiers colorés au rouge de Congo, à la manière des papiers réactifs. On trouvera ceux-ci dans le commerce sous le nom indiqué.

Expérience. — On fait tomber une goutte du liquide stomacal sur le papier. Si toute la partie versée se colore en bleu intense, en formant une tache foncée l'acide chlorhydrique existe en concentration de 0,05 p. 100 au moins. Si au contraire on n'obtient qu'une tache violette claire, ou si le bord seul de la goutte se colore en bleu foncé (anneau bleu), on a affaire il est vrai à des acides libres, mais il est impossible de savoir si l'on est en présence d'acide chlorhydrique au-dessous de 0,05 p. 100 ou d'acides organiques, ou enfin d'un mélange des deux.

b. Réaction avec le violet de méthylaniline.

Une solution aqueuse de violet de méthylaniline modérément colorée vire au bleu sous l'influence de l'acide chlorhydrique à 0,01 à 0,1 p. 100 ; au vert si cet acide est dans la proportion de 0,5 p. 100 ; enfin à 1 p. 100 il y a décoloration. Par contre, les acides organiques ne modifient la couleur de la solution que pour une concentration supérieure (concentration qui ne se rencontre point dans le contenu stomacal; 0,5 p. 100 pour l'acide lactique, 2,5 p. 100 pour l'acide acétique). La présence de quantités marquées d'albumine ou de peptones diminue le pouvoir des acides, le changement de coloration ne se produit en conséquence que si la proportion est plus élevée. Le phénomène est dû à une combinaison des acides avec les matières albuminoïdes.

Expérience. — On ajoute à 5 à 10 centimètres cubes d'eau 2 à 3 gouttes d'une solution concentrée de violet de méthyle, de façon que l'eau prenne une teinte franchement violette. *On opère de même pour une quantité égale de liquide stomacal filtré,* et l'on compare les deux essais l'un à l'autre. Si le mélange du contenu gastrique avec le violet a pris une coloration nettement bleue, c'est qu'il existe de l'acide chlorhydrique au-dessus de 0,02 p. 100. Si au contraire la teinte ne diffère pas, ou diffère peu de celle qu'on a obtenue avec l'eau et le violet, c'est qu'il n'y a que des traces d'acide chlorhydrique ou d'acides organiques.

c. Réaction avec la tropéoline OO.

(Acide oxynaphtylazophenylsulfonique.)

Sous l'influence de l'acide chlorhydrique, la solution aqueuse de cette substance passe de la teinte jaune-rouge à la couleur rouge-violet et même rouge-brun. Sous l'influence des acides organiques en proportion inférieure à 0,5 p. 100, le changement est beaucoup moins marqué. Il est nécessaire d'avoir un composé de bonne qualité tel que celui que livre A.-Th. Schuchardt à Goerlitz.

Expérience. — On ajoute à 5 centimètres cubes d'eau environ 1 à 2 gouttes de la solution jaune-rouge de tropéoline. L'eau se teinte alors en jaune franc. On fait de même pour une quantité égale de liquide gas-

trique. Si la couleur vire du jaune au rose, c'est qu'il
existe de l'acide chlorhydrique au-dessus de 0,02
p. 100. Par contre si la teinte ne devient que rouge
jaune, il s'agit, soit d'acide chlorhydrique en proportion inférieure à 0,02 p. 100, soit d'acides organiques en proportion inférieure à 0,5 p. 100.

La recherche de l'acide libre ne doit être pratiquée que
sur un contenu stomacal absolument frais. Les matières
rendues par vomissement ne sont guère propres à cette
recherche, mélangées qu'elles sont avec de la salive alcaline. On doit de plus ne point se contenter d'une seule
des trois réactions indiquées, mais les entreprendre successivement. Ce n'est que si les trois résultats sont posi-
tifs qu'on a le droit d'admettre avec certitude la présence
d'acide chlorhydrique en quantité suffisante dans le suc
gastrique. Il est plus difficile de constater si celui-ci contient un excès d'acide (hyperacidité). Une telle évaluation ne peut se faire que par le titrage avec la lessive de
soude. On obtiendra un résultat approximatif en pratiquant une série de dilutions et en les essayant par les
réactifs indiqués. Par exemple, si après avoir été dilué
avec quatre fois son volume d'eau, le contenu de l'estomac donne encore une tache bleu foncé sur le papier
de Congo; si après avoir été étendu de cinq fois ce
même volume, il produit un simple anneau, la teneur
du suc gastrique non dilué peut être évaluée à 0,2 p. 100.

2. *Essai de l'acide lactique et de ses sels.*

a. *Essai par le perchlorure de fer.* — 1 goutte de
perchlorure de fer liquide ajoutée à 50 centimètres
cubes d'eau colore celle-ci en jaune à peine sensible
pour une faible épaisseur. La teinte devient nette-

ment jaune au contraire si l'on ajoute à 1 centimètre cube de la liqueur 1 centimètre cube de solution d'acide lactique à 0,01 p. 100. Les acides acétique et butyrique, de même que l'acide chlorhydrique jusqu'à la proportion de 0,3 p. 100, ne modifient par contre aucunement la liqueur. Les substances albuminoïdes, les sels, les peptones, etc., n'influent sur la réaction qu'en produisant un trouble très léger.

On a donc par là un moyen très approprié et très sensible pour rechercher l'acide lactique dans le contenu stomacal. On fera cet essai en mélangeant intimement parties égales du réactif et du suc gastrique éclairci par filtration.

b. *Essai par le perchlorure de fer et le carbole.* — Un mélange de : 1 goutte de perchlorure de fer, 10 centimètres cubes d'acide carbolique à 4 p. 100 et 20 centimètres d'eau récemment préparée, offre une teinte bleu d'améthyste qui vire au jaune franc allant jusqu'au jaune-brun par addition d'un volume égal d'acide lactique à 0,1 p. 100. Les autres acides de l'estomac (acides chlorhydrique, acétique, butyrique ne produisent, en proportion inférieure à 0,3 p. 100, qu'une teinte jaune-grisâtre ou gris cendré.

La présence de peptones ne trouble point la réaction ; l'albumine, au contraire, masque la couleur en se précipitant sous l'influence de l'acide carbolique.

3. *Essai des acides acétique et butyrique.*

On agite une certaine quantité de liquide stomacal filtré avec de l'éther et on laisse celui-ci s'évaporer dans un vase plat. Si le suc gastrique contenait de l'acide acétique ou butyrique, il reste un résidu liquide de réaction acide. Comme ce résidu pourrait être de l'acide lactique, on doit l'examiner dans ce sens.

a. Essai de l'acide acétique. — On reprend par l'eau une partie du résidu, on la neutralise exactement et la traite par une goutte de perchlorure de fer.

Si l'on a affaire à l'acide acétique, la liqueur se colore en rouge sang et abandonne par la chaleur un précipité rouge-brun d'acétate basique de fer.

L'acide formique donne la même réaction. Mais cela ne change rien à la valeur diagnostique de celle-ci; car si cet acide était contenu dans le liquide gastrique — ce que ne démontrent point les recherches faites jusqu'à présent, — il ne pourrait être, comme les acides acétique et butyrique, que le résultat d'une fermentation acide survenue dans l'estomac.

b. Essai de l'acide butyrique. — On dissout le reste du résidu dans 1 à 2 gouttes d'eau et l'on ajoute un très petit morceau de chlorure de sodium : l'acide butyrique, insoluble dans les solutions salines, se sépare en petites gouttes huileuses nageant à la surface du liquide.

4. *Essai du pouvoir digestif.*

a. **Méthode de la fibrine carminée.**

Exposé de la méthode. — On sépare la fibrine du sang par le battage; puis on lave à l'eau les flocons ainsi obtenus jusqu'à coloration blanche. Ils sont alors abandonnés pendant vingt-quatre heures dans une solution ammoniacale de carmin, puis retirés et lavés de nouveau jusqu'à ce qu'ils n'abandonnent plus de matière colorante. Leur couleur reste cependant rouge foncé. On les conserve dans la glycérine, où ils peuvent rester un an environ sans s'altérer.

Lorsqu'on veut s'en servir, on les lave à l'eau. La matière colorante s'attache si intimement à la fibrine, qu'aucun moyen dissolvant, pas même l'acide chlorhydrique dilué, ne peut l'en séparer. Elle ne peut en effet se redissoudre que si la fibrine elle-même devient soluble. La liqueur à essayer rougit alors immédiatement. On a donc dans la fibrine carminée un réactif très fin pour l'essai du pouvoir digestif.

L'expérience. — On lave à l'eau quelques flocons de fibrine carminée et on les place dans de l'acide chlorhydrique à 0,2 p. 100, jusqu'à ce qu'ils aient pris une consistance gélatiniforme. On les presse alors entre les doigts, pour les débarrasser de l'acide chlorhydrique, qui ne les imbibe pas, et on les jette dans un tube à essai. On met dans un autre tube la même quantité de fibrine non traitée par l'acide chlorhydrique, puis on verse dans les deux tubes 5 à 10 centimètres cubes du contenu stomacal filtré. Si celui-ci contient une quantité suffisante d'acide chlorhydrique (1) ou de pepsine, la dissolution de la fibrine, que révèle la coloration rouge de la liqueur,

(1) L'acide lactique agit avec une force presque égale à celle de l'acide chlorhydrique, les autres acides organiques beaucoup plus faiblement au contraire; un liquide gastrique qui contient de la pepsine et de l'acide lactique peut donc digérer parfaitement, quoique anormal.

se produit à la température de l'appartement dans l'espace de cinq minutes. Dans les cas de pouvoir digestif très intense, toute la fibrine peut être déjà dissoute dans ces conditions.

Si l'on ne remarque la dissolution de la fibrine que dans le tube contenant l'acide chlorhydrique, c'est que le contenu de l'estomac manque de cet acide. Si cette dissolution fait complètement défaut, c'est que la pepsine manque elle aussi.

b. **Méthode du disque de blanc d'œuf.**

On taille dans du blanc d'œuf, à l'aide d'un couteau double et d'un emporte-pièce, des disques de 1 millimètre d'épaisseur et de 1 centimètre de diamètre que l'on conserve comme la fibrine dans la glycérine. Le suc gastrique les dissout plus difficilement que celle-ci. Même avec un suc gastrique très puissant et une température de 38° C. la réaction nécessite 1/2 à 1 heure.

Expérience. — On place deux disques lavés à l'eau dans deux tubes à essai et l'on verse dessus 10 centimètres cubes de liquide gastrique filtré. Après avoir ajouté dans l'un des tubes 10 gouttes d'acide chlorhydrique concentré (25 p. 100), on les place dans un thermostat chauffé à 38°. Si la pepsine est en quantité suffisante, le disque, au moins dans l'essai additionné d'acide chlorhydrique, doit être dissous en 1 à 2 heures.

5. *Essai de la bile.*

a. On recherche les *pigments biliaires* par la méthode de Gmélin. Quand le liquide offre une réaction acide, ils sont en majeure partie indissous et à l'état de dépôt qu'on ne peut extraire que par les alcalis étendus. C'est cette solution qu'on soumettra à l'essai. La matière colorante biliaire s'y trouve non seulement à l'état de bilirubine, mais encore et surtout à l'état de biliverdine, comme le prouve déjà la teinte verte des vomissements bilieux. Aussi la réaction débute-t-elle ici par la formation d'un anneau bleu. On peut aussi épuiser le contenu solide de l'estomac par l'alcool chaud aiguisé de quelques gouttes d'acide sulfurique dilué; on obtient alors une solution de biliverdine d'un beau vert pouvant aller jusqu'au vert-bleu.

b. On reconnaît les *acides biliaires* par la réaction de Pettenkofer. Le liquide étant versé dans une petite capsule de porcelaine, on le traite par 1 à 3 gouttes d'acide sulfurique dilué (1 partie d'acide concentré pour 5 d'eau) et une trace de sucre de canne. Puis on évapore le mélange sur une petite flamme à une température de 60 à 80° en agitant continuellement. Si les acides biliaires sont en proportion supérieure à 0,05 p. 100, on obtient, ou bien immédiatement ou bien pendant l'évaporation, quelquefois même seulement à la fin de celle-ci, une superbe coloration rouge-pourpre. On évitera par une agitation continuelle d'élever la température trop haut; on évitera également d'ajouter une trop grande quantité de sucre; sinon il se formerait des produits noirâtres masquant la réaction.

Les matières albuminoïdes, les peptones, et un certain nombre d'autres composés organiques donnent une co-

loration semblable à celle produite par les acides biliaires ; la réaction de Pettenkofer n'est donc plus démonstrative en présence de ces substances. Il est nécessaire dans ce cas d'isoler d'abord les acides, opération
qui consiste, suivant le procédé de Neukomm, à les
transformer en sels plombiques solubles dans l'alcool.

6. *Essai de l'hémoglobine et du sang.*

Ce n'est que dans le cas de vomissement suivant
de près une violente gastrorrhagie, ou dans celui de
suspension complète de la sécrétion acide qu'on
rencontrera l'hémoglobine indemne de toute alté-
ration dans le contenu stomacal. Le plus souvent en
effet l'acide gastrique la transforme en une masse
analogue au marc de café, phénomène dû à la production d'hématine.

a. *Recherche par la preuve de l'hémine.* — On sèche une gouttelette de la masse sur le porte-objet à
une douce chaleur et l'on procède ensuite d'après
§ 16, 4.

b. *Recherche par la preuve de Heller*, § 16, 2. —
On épuise la masse par la lessive de soude. En présence de l'hématine la liqueur se colore en brun. On
filtre, on ajoute volume égal d'urine normale (pour
se procurer des phosphates terreux) et l'on porte à
l'ébullition. En supposant toujours la présence de
l'hématine, on verra alors les phosphates se précipiter en flocons d'un beau rouge.

7. *Essai du carbonate d'ammonium.*

On le rencontre dans l'urémie et le choléra par
suite de la décomposition de l'urée. Si dans ces cas

on ajoute au contenu de l'estomac un peu de lessive de soude, il se dégage de l'ammoniaque reconnaissable soit à son odeur, soit à l'apparition d'un nuage, lorsqu'on approche un agitateur trempé dans l'acide acétique ou l'acide chlorhydrique. La formation de ce nuage tient à la condensation de l'acétate ou du chlorhydrate d'ammonium produits par la combinaison des vapeurs d'ammoniaque avec celles de l'acide acétique ou de l'acide chlorhydrique.

On peut encore reconnaître des traces d'ammoniaque de la façon suivante : on colle avec une goutte d'eau un petit morceau de papier de tournesol rouge ou de papier de curcuma sur la face convexe d'un verre de montre; puis, après avoir versé une certaine quantité du liquide stomacal dans un verre à expérience ou un vase plat et l'avoir traitée par la lessive de soude, on recouvre avec le verre de montre. Les vapeurs d'ammoniaque qui se développent par l'addition de soude sont reconnues au changement de coloration qu'elles provoquent dans le papier réactif.

§ 35. — Fèces.

Les propriétés physiques et l'examen microscopique des fèces, mieux que leur étude chimique trop complexe, fournissent des renseignements diagnostiques de grande valeur.

1. *Recherche des matières colorantes de la bile.*

Les *fèces normales* ne contiennent aucune matière colorante biliaire qui ne soit modifiée. Normalement

on y rencontre surtout de l'hydrobilirubine (urobiline) qui ne donne pas la réaction de Gmélin. Par
contre, dans le catarrhe de l'intestin grêle, les fèces
contiennent de la bilirubine et de la biliverdine, à
laquelle elles doivent la fréquence de leur coloration verte. Selon leur réaction, la matière colorante
biliaire est dissoute ou non, et partant, on doit cher-
cher la réaction de Gmélin dans la solution ou dans
le dépôt.

2. *Recherche de l'albumine.*

On dilue les fèces avec une solution de chlorure
de sodium à 1 p. 100 (obtenue en étendant la solution saturée de 20 fois son volume d'eau) en ayant
soin d'agiter, et l'on filtre. La recherche de l'albumine
est pratiquée sur le filtrat. On pensera ici à la présence possible de mucine.

3. *Recherche du sang.*

Le sang, qu'il émane de l'estomac ou des parties
reculées de l'intestin, est toujours métamorphosé en
méthémoglobine et en hématine et donne par cela
même aux fèces une couleur brun-rouge ou brun-
noir suivant les cas. Ce n'est que dans les hémorrhagies rectales ou dans les hémorrhagies profuses que
l'hémoglobine ne subit aucune modification.

La recherche du sang se fait exactement comme
pour les matières vomies :
a) Par la preuve de l'hémine,
b) Par la preuve de Heller.

6.

4. *Cristaux.*

a) *Phosphate ammoniaco-magnésien.*

Se trouve à l'état normal et dans diverses conditions pathologiques.

Propriétés chimiques et histologiques, § 28 C.

b) *Phosphate dicalcique.*

Comme ci-dessus, § 28 B.

c) *Graisse et acides gras.*

En aiguilles séparées ou groupées en buissons et en boules ; facilement solubles dans l'éther.

d) *Cholestérine.*

Facile à reconnaître à sa forme cristalline, sa solubilité dans l'éther, sa coloration par l'acide sulfurique et l'iode (Comp. § 36).

Se trouve souvent, comme les composés précédents, dans les crachats, les vieux exsudats, le contenu des kystes, etc.

e) *Cristaux de Charcot.*

Combinaison d'acide phosphorique et d'une base organique de la formule C^2H^5N.
Doubles pyramides incolores, ternes, présentant souvent des faces bombées (fig. 6). Cette figure montre aussi des corps amyloïdes fréquents dans la sécrétion prostatique. Insolubles dans l'eau froide, l'alcool, l'éther et le chloroforme ; facilement solubles dans les acides, les alcalis et les carbonates alcalins.

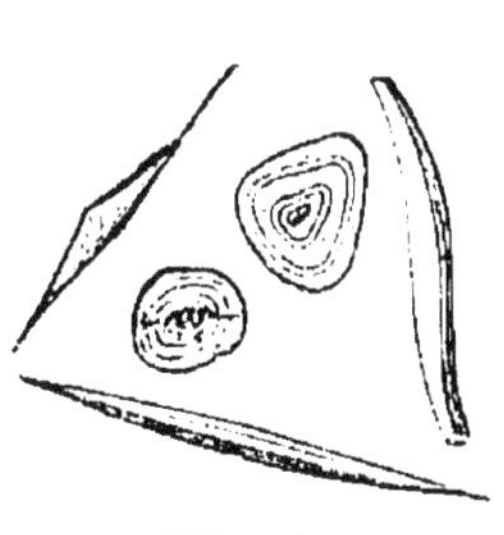

Fig. 6.

Contrairement aux composés précédents, ces cristaux n'ont été rencontrés que dans des circonstances pathologiques : anémie ankylostomasique, dysenterie, typhus, catarrhe de l'intestin grêle, etc.

On les trouve aussi dans les crachats, principalement dans l'*athsme bronchique;* dans le sang, la rate et la moelle des os des *leucémiques.* Enfin ils forment, à l'état de solution, une des parties constituantes de la sécrétion prostatique.

En mélangeant une goutte de celle-ci avec une goutte de phosphate d'ammonium à 1 p. 100 sur un porte-objet, on voit bientôt (le plus souvent au bout d'une heure déjà) se séparer des cristaux de formes typiques. Cette recherche a de la valeur lorsqu'au cours d'une gonorrhée on veut établir le diagnostic de prostatite (prostatorrhée).

§ 36. — Concrétions.

Pour les découvrir on agite les fèces avec de l'eau jusqu'à formation d'une bouillie claire et l'on passe celle-ci sur un crible.

1. *Concrétions biliaires.*

Elles sont formées principalement de couches de cholestérine et de bilirubine en combinaison calcique; la proportion de ces deux substances varie, mais le noyau contient surtout la dernière d'entre elles. Leur couleur est jaune-blanchâtre, plus rarement rouge-brun; elles sont grasses au toucher, à cassure brillante et possèdent un poids spécifique médiocre.

Un fragment chauffé sur une lame de platine fond et brûle avec flamme en ne laissant que peu de cendres.

Pour pratiquer un examen chimique approché, on réduit les calculs en petits fragments, on les fait bouillir avec de l'eau (pour enlever les traces d'acides biliaires et certains autres composés), et l'on épuise le résidu par un mélange chaud d'alcool et d'éther. La cholestérine se dissout, tandis que les matières colorantes de la bile en combinaison calcique (et surtout la bilirubine calcique) demeurent indissoutes.

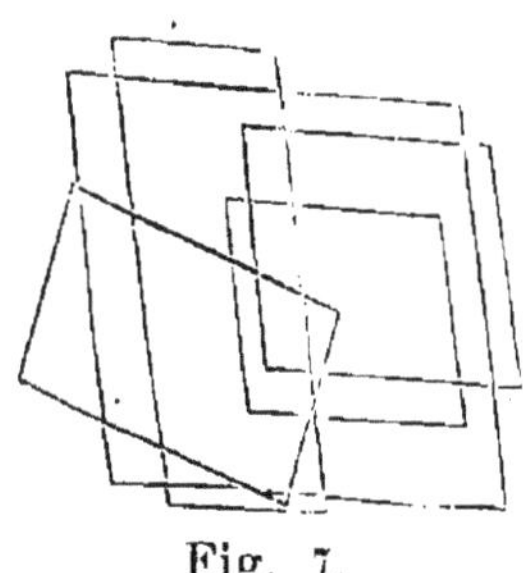
Fig. 7.

La cholestérine cristallise par l'évaporation de son dissolvant en tables grandes, très minces, rhombiques, plus rarement en aiguilles soyeuses et brillantes.

Si, sur un porte-objet, on traite la cholestérine par de l'acide sulfurique concentré (le mieux est d'employer l'acide étendu de 1/5 de son volume d'eau) les tables fondent sur leurs bords et se colorent en rouge-carmin virant au violet sous l'influence de la solution iodo-iodurée.

La bilirubine calcique se décompose par digestion avec de l'acide chlorhydrique étendu; on extrait la bilirubine à l'aide du chloroforme, et cet extrait peut être utilisé soit pour la formation de cristaux, soit pour la preuve de Gmélin.

2. *Entérolithes (concrétions stercorales).*

Elles se composent le plus souvent d'un noyau organique (concrétions pierreuses des fruits, coagula sanguins, bols fécaux durcis, etc.) sur lequel se sont déposées des couches de phosphates terreux ou de triple phosphate.

Pour les étudier on les scie et l'on en essaye une partie sur une lame de platine. Un autre fragment est mis à digérer avec de l'acide chlorhydrique dilué à une chaleur modérée. Les phosphates se dissolvent ; la cholestérine et la substance du noyau demeurent au contraire et peuvent être soumises à l'examen microscopique.

XII

LIQUIDES PATHOLOGIQUES.

---

§ 37. — TRANSSUDATS ET EXSUDATS.

1. *Les transsudats* sont des liquides transparents, jaunes ou jaune-verdâtre ne contenant que de rares éléments cellulaires (leucocytes, cellules endothéliales). *Le plus souvent ils ne se coagulent pas aisément ou ne se coagulent qu'à la longue.* Cependant, si l'on y ajoute un peu de sang ou s'ils en contiennent déjà au moment de la ponction, ils abandonnent un caillot fibrineux, gélatiniforme ou membraniforme. Seuls les anciens transsudats qui ont séjourné longtemps dans les séreuses sans aucune résorption perdent cette propriété.

Les transsudats ont un *faible poids spécifique* et une *faible teneur en albumine* (fibrinogène, sérum-globuline, sérumalbumine). Ces deux caractères varient avec chaque espèce de transsudat; et à ce point de vue on peut ainsi classer ceux-ci par ordre décroissant : liquides de l'hydrocèle, de la plèvre, du péritoine, du tissu cellulaire sous-cutané, des cavités cérébrales.

La teneur en autres principes fixes est médiocre ;

de plus, ici les substances caractéristiques font défaut. On a trouvé de l'acide succinique dans un cas
d'hydrocèle.

2. *Exsudats.* — Parmi les diverses variétés de
ceux-ci, nous n'envisagerons ici que les séreux, car
les purulents et les hémorrhagiques se reconnaissent immédiatement à leurs caractères extérieurs.
Les exsudats séreux ont une couleur analogue à celle
des transsudats, mais comme ils contiennent une plus
grande quantité d'éléments cellulaires, leur aspect
est trouble. *A de très rares exceptions près, ils se
coagulent aisément,* soit aussitôt après leur évacua-
tion, soit au bout de vingt-quatre heures au plus
tard. Contrairement aux transsudats, ils donnent avec
l'acide acétique dilué un précipité très difficilement
soluble dans un excès de réactif, constitué par une
substance analogue à la globuline et faisant défaut
quand on a préalablement traité l'exsudat par une
solution de chlorure de sodium.

Les exsudats ont un *poids spécifique* et une *teneur
en albumine supérieurs* à ceux des transsudats ; de
plus ces deux facteurs ne varient point avec chaque
espèce.

Cependant ces différences ne sont point si accusées
qu'il soit facile d'établir une limite précise entre les
deux sortes de liquides pathologiques. Tous les ter-
mes de transition existent, c'est-à-dire que l'on rencontre de temps en temps des transsudats qui dépas-
sent en teneur albumineuse les exsudats les moins
riches en albumine, et *vice versa.* Mais cela n'empêche
point de fixer certaines limites : une minima concer-
nant la teneur en albumine et le poids spécifique des

exsudats et une maxima correspondante pour les transsudats. Ces limites sont les suivantes (d'après *Reuss*) :

	Teneur en albumine p. 100.		Poids spécifique.	
	Exsudats au-dessus de :	Transsudats au-dessous de :	(Exsudats) supérieur à :	(Transsudats) inférieur à :
Plèvre.....	4,0	2,5	1,018	1,015
Péritoine...	4,0 à 4,5	1,5 à 2,0	»	1,012
Peau.......	4,0	1,0 à 1,5	»	1,010
Méninges...	»	0,5 à 1,0	»	1,009

L'évaluation de la teneur en albumine ou plus simplement du poids spécifique (1) constitue donc, en l'absence d'autres signes, un moyen commode de distinguer les transsudats des exsudats. Ceci s'applique naturellement aux cas typiques et non aux cas complexes.

L'évaluation de la teneur en albumine se fera avec précision à l'aide de la coagulation et de la pesée; mais on peut employer aussi dans ce but les méthodes approximatives que nous avons indiquées pour l'urine.

L'évaluation du poids spécifique se fera comme il a été conseillé au § 4. Si les liquides sont troubles, on doit naturellement attendre que le repos les ait rendus clairs ou les filtrer. Le repos pendant

(1) Le parallélisme entre le poids spécifique et la teneur en albumine s'explique par ce fait que, de tous les principes fixes de ces liquides, l'albumine est le seul qui offre des modifications variant dans les limites désignées. On ne pourrait rencontrer d'exceptions à cette règle que dans les cas où des quantités marquées de sucre (diabète), de matériaux constituants de l'urine (urémie) ou de chyle (stase dans le canal thoracique), viendraient à passer dans les séreuses.

douze heures est nécessaire, si l'on désire avoir des mesures précises, même lorsque les liquides sont clairs, parce que ceux-ci contiennent des gaz et offrent en conséquence un poids spécifique trop faible tant que ces gaz ne se sont point dissipés.

§ 38. — CONTENU DES KYSTES DE L'OVAIRE.

Le contenu des kystes de l'ovaire est des plus variables. On trouve tous les intermédiaires entre un liquide aqueux, jaune clair, transparent, et une masse visqueuse, filante, gommo-gélatineuse, blanchâtre, brun sale ou vert-jaunâtre. Il s'ensuit que le poids spécifique lui aussi est des plus variables ; il oscille entre 1,002 à 1,055 ; toutefois 1,010 à 1,024 répond aux cas les plus ordinaires.

Les liquides ovariens contiennent de l'albumine (sérumglobuline et sérumalbumine) en proportion variable, et, comme partie constituante spécifique ne faisant jamais défaut, un corps voisin de la mucine, la pseudomucine (*Hamarsten*) (1). C'est elle qui donne aux liquides ovariens leur caractère particulier quand elle s'y trouve en notable proportion. Ses solutions aqueuses sont visqueuses, difficiles à filtrer et se comportent comme il suit.

Réactions de la pseudomucine.

1. *Chauffée jusqu'à l'ébullition :* ne se modifie pas.

(1) La pseudomucine est identique à la métalbumine de Scherer ; la paralbumine de Scherer est un mélange de pseudomucine et d'albumine.

2. *Par l'addition d'acide acétique :* ne précipite pas (différence avec la mucine).

3. *Les réactifs généraux des albuminoïdes,* acide azotique; acide acétique + sel marin, acide acétique + ferrocyanure de potassium, ne donnent aucun précipité; la liqueur devient seulement plus épaisse.

4. *Par l'ébullition avec le réactif de Millon :* coloration rouge-brun.

5. *Par l'addition d'alcool :* précipité fibrillaire analogue à de la fibrine qui ne perd pas, après un séjour d'une journée dans l'alcool, la propriété de se dissoudre dans l'eau.

6. *Par l'ébullition avec les acides minéraux dilués :* séparation d'une substance réduisant l'oxyde de cuivre.

Si les kystes de l'ovaire contiennent une grande quantité de pseudomucine ils offrent un aspect visqueux, gélatino-gommeux, et donnent avec l'alcool un précipité fibrillaire caractéristique déjà par lui-même. Mais s'ils n'ont qu'une teneur médiocre en pseudomucine, ces caractères ne sont guère prononcés. Aussi devra-t-on, dans ce cas, comme d'ailleurs dans tous ceux où l'on désire être certain de la présence de cette substance, pratiquer les essais suivants.

Recherche de la pseudomucine.

1. *Essai à chaud.* — On porte le liquide à l'ébullition après l'avoir acidulé faiblement par l'acide acétique dilué, et on ajoute alors avec précaution

quelques gouttes d'acide acétique jusqu'à ce que
l'albumine se sépare en flocons (on se conduit ici
absolument comme il a été indiqué pour la séparation de l'albumine au § 12). Si par filtration on
obtient un liquide clair comme de l'eau, c'est qu'il
n'y a pas de pseudomucine dans la liqueur; mais
si le filtrat est blanchâtre, opalescent, c'est qu'il y
a vraisemblablement de la pseudomucine. Vraisemblablement, car la présence de liquides opalins peut
être due à une séparation vicieuse de l'albumine
dans des solutions d'albumine pure (comparez § 12).
On ne doit donc pas se contenter d'un seul essai,
mais en faire plusieurs en variant un peu également la quantité d'acide acétique. Ce n'est que si tous
donnent le même résultat, l'opalescence du filtratum, qu'on est autorisé à admettre la présence de la
pseudomucine comme très vraisemblable; encore
ne doit-on pas se dispenser de l'essai suivant d'autant qu'il est plus sensible.

2. *Preuve par la réduction.* — On concentre le
filtrat au bain-marie et on le précipite par l'alcool.
Le précipité floconneux est isolé et dissous dans
l'eau : il y forme une opalescence s'il contient de
la pseudomucine. Une partie de la solution est exa-
minée avec le réactif de Trommer au point de vue
des substances réductrices. Si l'on n'obtient aucun
résultat, c'est que ces substances, si elles existent,
sont restées en solution dans l'alcool. Le reste de la
liqueur est traité par l'acide acétique en excès,
séparé par filtration d'un précipité qui se forme en
petite quantité (mucine ?), et additionné d'acide
chlorhydrique jusqu'à ce qu'il en contienne 5 p. 100

environ. On chauffe alors dans un tube à essai et
l'on s'arrête au moment où la solution devient jaune-
brun ou brun. Après le refroidissement on neutralise avec de la lessive de soude concentrée (1) et
l'on pratique à nouveau la preuve de Trommer.
Si dans le liquide originel se trouvait de la pseudomucine, on obtient constamment une séparation
indéniable d'oxydule de cuivre (Hamarsten).

La preuve de Nylander donne aussi un résultat
positif.

Pour les liquides ayant le caractère typique des
liquides ovariens, il n'est pas nécessaire d'opérer
sur plus de 10 centimètres cubes; pour les liquides
moins denses, au contraire, il est indispensable, dans
beaucoup de cas, d'employer plusieurs centaines de
centimètres cubes, afin d'obtenir la preuve par la
réduction.

§ 39. — Contenu des hydronéphroses.

Le liquide d'une hydronéphrose est habituellement clair comme de l'eau, possède un poids spécifique de 1,008 à 1,020 et est comparable dans sa
composition à une urine fortement diluée. On peut
y rencontrer souvent des traces d'albumine. Mais
cette composition peut éprouver des modifications
importantes, à la suite d'un certain nombre de processus secondaires. C'est ainsi que le mélange de
mucus et de pus rend le liquide trouble et riche en
albumine; que les éléments constituants de l'urine

(1) En employant la lessive faible on étendrait trop la
liqueur.

peuvent disparaître par cessation de la sécrétion urinaire etc.

Le diagnostic ne peut être établi avec certitude par les seuls moyens chimiques, que si le liquide possède une teneur élevée en parties constituantes spécifiques de l'urine (urée et acide urique). En effet des quantités médiocres de ces substances peuvent se rencontrer dans d'autres liquides (par exemple l'urée dans les vésicules hydatiques, l'acide urique dans la sérosité ascitique chez les arthritiques).

1. Recherche de l'urée.

Après neutralisation, s'il y a lieu, on maintient la liqueur au bain-marie jusqu'à ce qu'elle offre la consistance d'un sirop peu épais, très fluide. On met alors une goutte d'acide azotique concentré sur le bord de celle-ci. En présence de l'urée il se produit, aussitôt ou après quelque temps, une séparation de cristaux d'azotate d'urée dont la forme est caractéristique.

La forme fondamentale est la table rhomboé-drique avec des angles aigus de 82°. Si les angles obtus s'émoussent, il se produit des tables hexago-nales imbriquées fréquem-ment comme les tuiles d'un

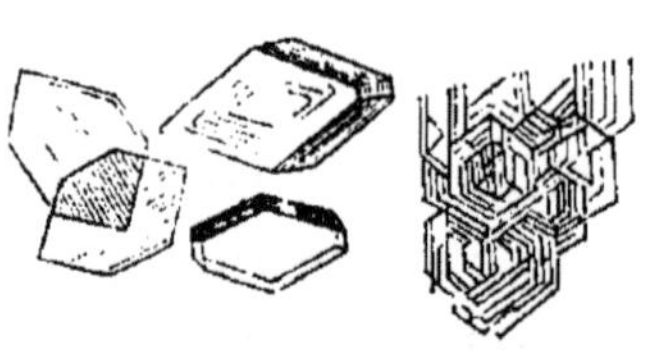

Fig. 8.

toit. C'est cette dernière apparence qui se voit le plus fréquemment (fig. 8).

Cette recherche simple ne réussit cependant que dans les liquides relativement riches en urée et ne contenant point certaines substances, comme l'albumine ou les corps analogues. Dans ce dernier cas, il est nécessaire d'évaporer la liqueur jusqu'à consistance d'un sirop épais, et d'épuiser celui-ci par l'alcool. On évapore de nouveau l'extrait jusqu'à la consistance d'épais sirop. Si l'urée est abondante, on voit se produire alors une bouillie cristalline (prismes longs, minces, à quatre pans). On termine en dissolvant dans un peu d'eau soit le résidu sirupeux, soit la bouillie cristalline, suivant qu'on a affaire à l'un ou à l'autre cas, et l'on opère comme plus haut pour obtenir les cristaux d'azotate d'urée. S'il n'apparaît alors aucune cristallisation caractéristique, on doit en conclure que la liqueur ne contient point une quantité d'urée suffisante pour établir le diagnostic d'hydronéphrose.

2. *Recherche de l'acide urique.*

Si le liquide contient de l'albumine, on sépare d'abord celle-ci d'après § 12. On concentre alors fortement le filtrat et on y ajoute après le refroidissement quelques gouttes d'acide chlorhydrique concentré, puis on laisse reposer dans un endroit frais. Si on a affaire à de l'acide urique en quelque quantité, il se sépare en cristaux reconnaissables à leur forme et à la preuve de la murexide (§ 28).

§ 40. — CONTENU DES VÉSICULES HYDATIQUES.

Le liquide des vésicules hydatiques est généralement clair, de réaction neutre ou alcaline et offre

un faible poids spécifique (1007-1015); il est riche
en sel marin, qui se sépare en cristaux par évaporation. L'albumine fait défaut, ou n'existe qu'à
l'état de traces. On n'en trouve en quantité marquée
qu'après des ponctions répétées et à titre d'exception. On a trouvé comme partie constituante, cons-
tante, de l'acide succinique, à l'état de sel et en
petite quantité. Un moyen simple de rechercher
celui-ci est le suivant : on évapore la liqueur en
consistance de sirop, on l'acidifie par l'acide chlorhydrique et l'épuise par l'éther. Après que l'éther
s'est évaporé, l'acide succinique reste sous la forme
d'une masse cristalline impure (prismes ou tables
à six côtés). La solution aqueuse de celle-ci donne
avec le perchlorure de fer un précipité couleur de
rouille, floconneux ou gélatiniforme (succinate de
fer.

FIN

986-88. — CORBEIL. Imprimerie CRÉTÉ.

LECROSNIER et BABÉ, Libraires-Éditeurs

JACCOUD, professeur de pathologie médicale à la Faculté de médecine de
Paris, médecin de l'hôpital de la Pitié. **Traité de pathologie interne.**
7ᵉ édition, revue et considérablement augmentée. 3 vol. in-8, avec figures
dans le texte, 37 planches en chromolithographie. 1883............ 50 fr.

JACCOUD, professeur de clinique à la Faculté de Paris, etc. **Leçons de clinique médicale** faites à l'hôpital de la Pitié (1883-1884). Tome Iᵉʳ. 1 vol.
in-8, avec 12 figures intercalées dans le texte. 1885............. 13 fr.

JACCOUD. **Leçons de clinique médicale,** faites à l'hôpital de la Pitié
(1884-1885). Tome II. 1 vol. in-8, avec 36 figures intercalées dans le texte.
1886...................................... 15 fr.

JACCOUD. **Leçons de clinique médicale.** faites à l'hôpital de la Pitié.
1885-1886, tome III. 1 vol. in-8, avec 53 figures intercalées dans le texte.
1887 .... 14 fr.

JACCOUD. **Leçons de clinique médicale.** faites à l'hôpital de la Pitié.
1886-1887, tome IV et dernier. 1 vol. in-8, avec 30 figures intercalées dans le
texte. 1888...................................... 7 fr.

JACCOUD. **Leçons de clinique médicale** faites à l'hôpital Lariboisière.
3ᵉ édition. 1 vol. in-8, accompagné de 10 planch. en chromolith. 1882.   15 fr.

JACCOUD. **Curabilité et traitement de la phthisie pulmonaire.**
Leçons faites à la Faculté de médecine. 1 vol. in-8. 1881. Broché. 10 fr. —
Cartonné...................................... 11 fr.

SÉE (Germain), professeur de clinique médicale à la Faculté de médecine de
Paris, et LABADIE-LAGRAVE, médecin des hôpitaux (Médecine clinique).
De la phthisie bacillaire des poumons, par le professeur G. SÉE.
1 vol. in-8, avec 2 pl...................................... 11 fr.

Tome II. — **Des maladies spécifiques** (non tuberculeuses) **du poumon :** bronchites aiguës, pneumonies parasitaires, gangrène, syphilis.
cancer et vers hydatiques du poumon, par le professeur G. SÉE. 1 vol. in-8.
avec deux planches en chromolithographie. 1885................ 10 fr.

Tome III. — **Des maladies simples du poumon :** asthmes pneumo-
bulbaires, asthme cardiaque, congestions, hémorrhagies et induration du
poumon, lésions des plèvres, par le professeur G. SÉE. 1 vol. in-8. 1886. 10 fr.

Tome IV. — **Urologie clinique et maladies des reins,** par le docteur LABADIE-LAGRAVE. 1 vol. in-8, avec 12 figures intercalées dans le texte et
2 planches. 1888...................................... 18 fr.

Tome V. — **Du régime alimentaire** (traitement hygiénique des maladies), par le professeur SÉE. 1 vol. in-8. avec figures intercalées dans le
texte. 1887...................................... 14 fr.

AVIS. — Chaque volume se vendra séparément.

SÉE. **Du diagnostic et du traitement des maladies du cœur, et
en particulier de leurs formes anomales.** Leçons recueillies par le
docteur LABADIE-LAGRAVE (clinique de la Charité, 1871 à 1876). 2ᵉ édition
revue et augmentée. 1 vol. in-8. 1883...................................... 11 fr.
Cartonné...................................... 12 fr.

SÉE. **Des dyspepsies gastro-intestinales : Clinique physiologique,**
2ᵉ édition. 1 vol. in-8. 1883. 10 fr. — Cart...................................... 11 fr.

986-88. — Corbeil. Imprimerie Crété.